小児がん患者の心理社会的問題と適応に及ぼす影響

武井優子 著

風間書房

目　次

第1章　序　論 …………………………………………………… 1
　　第1節　はじめに　1
　　第2節　小児がんの種類と治療法　2
　　第3節　小児がん治療の発展と新たな問題　6
　　第4節　寛解状態にある小児がん患者の適応に関する研究動向　8
　　第5節　寛解状態にある小児がん患者の適応に影響を及ぼす要因に
　　　　　　関する研究動向　12

第2章　本論文の目的と意義 ……………………………………… 25
　　第1節　本論文の目的　25
　　第2節　本論文の臨床的意義　27
　　第3節　本論文の構成　29

第3章　寛解状態にある小児がん患者が退院後に抱える困難
　　　　の特徴 ……………………………………………………… 35
　　第1節　本章のねらい　35
　　第2節　寛解状態にある小児がん患者が退院後に抱える困難に関する
　　　　　　概念抽出（研究1-1）　36
　　第3節　寛解状態にある小児がん患者が退院後に抱える困難の因子
　　　　　　構造の検討，および，適応との関連（研究1-2）　43
　　第4節　本章のまとめ　55

第4章　寛解状態にある小児がん患者における病気のとらえ方
　　　　の特徴 ……………………………………………………………57
　第1節　本章のねらい　57
　第2節　寛解状態にある小児がん患者における病気のとらえ方の特徴
　　　　（研究2）　57
　第3節　本章のまとめ　68

第5章　寛解状態にある小児がん患者の対処法の特徴 ……………69
　第1節　本章のねらい　69
　第2節　寛解状態にある小児がん患者が用いる対処法に関する概念
　　　　抽出（研究3-1）　70
　第3節　寛解状態にある小児がん患者が用いる対処法の因子構造の
　　　　検討，および，適応との関連（研究3-2）　76
　第4節　本章のまとめ　87

第6章　寛解状態にある小児がん患者の退院後の生活を支える
　　　　ソーシャルサポートの特徴 ………………………………………89
　第1節　本章のねらい　89
　第2節　寛解状態にある小児がん患者の生活を支えるソーシャル
　　　　サポートに関する概念抽出（研究4-1）　90
　第3節　寛解状態にある小児がん患者の生活を支えるソーシャル
　　　　サポートの因子構造の検討，および，適応との関連
　　　　（研究4-2）　95
　第4節　本章のまとめ　105

第7章　寛解状態にある小児がん患者の退院後の社会適応に
　　　　影響を及ぼす要因の検討 …………………………………107
　　第1節　本章のねらい　107
　　第2節　寛解状態にある小児がん患者の退院後の社会適応に影響を
　　　　　　及ぼす要因の検討（研究5）　107
　　第3節　本章のまとめ　118

第8章　総合考察 ………………………………………………………121
　　第1節　本論文で得られた成果　121
　　第2節　本論文の限界，および，今後の課題　127
　　第3節　本論文の臨床的意義に関する考察　129
　　第4節　本邦の小児がん対策への提言　137

引用文献 ……………………………………………………………………145
あとがき ……………………………………………………………………159

第1章　序　論

第1節　はじめに

　現代医療の進歩は著しく，かつては「不治の病」と呼ばれていた疾患にも完治が見込めるようになってきた。小児医療においても，高度な医療技術は先天性疾患やさまざまな難治性疾患の子どもの救命・延命に貢献し，病気を抱えた子どもたちの多くが成長・発達し，成人に達するようになった。助かる命が増えたことは喜ばしいことであるが，病気を治すための長い道のりの中で子どもたちが経験しているさまざまな試練を，決して忘れてはならない。突如として平穏な生活が奪われ，病院での生活を余儀なくされ，採血，注射や点滴の挿入の度に痛い思いを繰り返し，大きな機械に囲まれて検査を受ける。「なんでこんな目に合わないといけないの？」「この苦しみは一体いつまで続くの？」「私はこの先どうなるの？」など，不安，恐怖，緊張，混乱，孤独感，怒りといったさまざまな感情を抱えながら治療に耐えている。治療を終え，ようやく日常に戻れたと思っても，学校の勉強についていけない，体力がもたない，友達の輪に入りにくいなど，さらなる困難に直面することになる。子どもたちが経験するこれらの苦しみは，「治療のため」「病気だから仕方がない」だけで片付けてはいけない問題である。

　小児医療は，医療技術を基盤として，将来を担う世代が健やかに育つことを支える社会的な営みである（谷川・駒松・松浦・夏路，2009）。疾患自体の治癒だけでなく，治療に伴うストレスや心理的苦痛を減らすこと，また，病気を抱えながらも社会とつながり，自分らしく生きていけることを目指し，統合的に支援していく必要がある。本研究では，治癒率が向上し長期生存する患

者が増加している小児がん患者の心理社会的な問題について，現状を把握するとともに，彼らの適応を促すための支援のあり方について，臨床心理学の立場から提言を行う。

第2節　小児がんの種類と治療法

小児がんとは，小児期に発生する悪性新生物の総称である。小児がんは事故を除くと小児の死因の第1位であり，現代の小児医療の中で重要な疾病とされている（泉，2008；細谷・真部，2008）。本邦においては，小児がん登録の不十分さから正確な数値は分からないものの，年間約2000人，小児人口の1万人に1人が小児がんを発症すると推定されており，稀な病気ではあるものの，生命に関わる子どもの病気の中では常に最右翼に位置づけられている（細谷・真部，2008）。

"小児は成人の縮小版ではない"というフレーズがよく用いられるように，小児がんは成人のがんと比較して，さまざまな点で異なっている。成人がんは，胃がん，肺がん，子宮がん，食道がんなどの上皮性腫瘍が多いのに対し，小児の場合は芽細胞腫という大人の段階になる前の未熟な胎児組織から発生するものや，非上皮性の悪性腫瘍，いわゆる肉腫と呼ばれるものが多く見られる（御厨，2004）。また，小児がんは成人のがんよりも進行が早く急速に増大し全身転移しやすい反面，化学療法や放射線療法によく反応して速やかに縮小するという特徴がある。さらに，発症要因に関して環境の影響が60～70％をしめる成人のがんとは異なり，小児がんは環境の関与が希薄であり，それにより予防が困難であることが特徴とされている（細谷・真部，2008）。以下に，小児がんの種類について述べる。

1．**白血病**　白血病は，小児がんの約35％を占める，もっとも有名な種類の一つである。白血病のうち約70％は急性リンパ性白血病（ALL；Acute lymphoblastic leukemia），約25％は急性骨髄性白血病（AML；Acute myeloid leukemia）である。その他，慢性骨髄性白血病，骨髄異形成症候群，若年性骨髄単球性白血病といった種類がある。好発年齢は0～9歳であり，特に3歳代に多い。多くの場合は化学療法によって寛解を導入し，さらに抗がん剤を投与して治癒を目指す。必要であれば頭蓋骨に対する放射線治療や，骨髄移植が行われることもある（御厨，2004）。治療期間は白血病の種類や進行度により異なるが，一般的に急性リンパ性白血病では，寛解導入療法を4～6週間，寛解の程度を深めるための強化療法を6～12ヶ月間，経口の抗がん剤を用いる維持療法を2～3年間行う必要があるとされている。

　2．脳腫瘍　脳腫瘍は，白血病の次に多い疾患で，小児がんの約20％を占める。髄芽腫，胚細胞腫瘍，神経膠腫，視神経膠腫，頭蓋咽頭腫など，脳腫瘍には多くの種類があり，症状も治りやすさもさまざまである。共通に見られる特徴としては，腫瘍が一定以上の大きさになると周囲の正常な脳組織を圧迫して重大な症状が現れること，また，治療によっても周囲の脳組織に大きな影響が出ることである。好発年齢は0～9歳である（御厨，2004）。脳腫瘍の治療は手術，放射線治療，化学療法などが用いられる。

　3．神経芽腫　神経芽腫は，身体の交感神経節のどこからでも発症する固形腫瘍である。原発部位として最も多いのは副腎であり，他に胸部，腹部，頚部の交感神経節などがある。神経芽細胞腫の好発年齢は0～9歳であり，特に3～4歳までの子どもに多い。1歳未満で発症した神経芽腫は1歳以上で発症した神経芽腫より格段に予後が良く，発症年齢によって予後が全く異なるという特徴がある。治療は集学的治療と呼ばれ，外科手術，化学療法，放射線療法を組み合わせて行う。

　4．悪性リンパ腫　悪性リンパ腫は，リンパ節のがんで，ホジキンリンパ腫と非ホジキンリンパ腫に分けられる。小児がんのうち，悪性リンパ腫が占める割合は7.0％であり，そのうち非ホジキンリンパ腫は83.2％，ホジキンリンパ種は16.8％である（太田，2007）。細胞の増殖回転が速く，早期より全身に広がりやすく，中枢神経系や骨髄への浸潤がおこりやすいという特徴が

ある。悪性リンパ腫の好発年齢は10～14歳である。治療は化学療法と放射線療法が用いられている。

　5．骨腫瘍　骨腫瘍は，骨や軟部組織に発生する悪性腫瘍で，骨肉腫やユーイング肉腫ファミリー腫瘍などが挙げられる。発症年齢は10代の思春期に多く，また，男児に多いのも特徴である（国立がんセンターがん情報対策センター，2008）。治療は化学療法と外科手術が行われ，また，手術で取りきれない部分には放射線照射も行われている。手足の手術を行った場合には，その後の再建が必要とされる。幻肢痛への対処，義足や義肢などの訓練を行いながら，治療後の生活における患者の QOL を維持していく必要がある。

　6．臓器の腫瘍　臓器の腫瘍は，臓器を構成する細胞から生じた腫瘍で，肝芽腫やウイルムス腫瘍などが含まれる。肝芽腫は，肝臓内に発生する腫瘍で，幼少児に多く，70％は2歳までに発症する。ウイルムス腫瘍は，腎臓に発生する腫瘍の総称で，小児がんの約6％を占めている。治療は化学療法と外科手術，場合によっては放射線療法も行われている。

　7．その他の腫瘍　上記に述べた腫瘍以外に，横紋筋肉腫，性腺の腫瘍などがある。横紋筋肉腫は，筋肉になる細胞からできているが，頭頸部，泌尿生殖器，後腹膜，肛門・会陰部，胆道，四肢など，全身の大半の部位に発生する。小児がんの約5％を占め，10歳以下で発症することが多い。治療は発生部位により異なるが，多くは外科手術を行い，放射線治療や化学療法を併用する。性腺の腫瘍には，精巣腫瘍や卵巣腫瘍があり，比較的稀な病気であると言われている。精巣腫瘍は2歳前後の乳幼児に生じることが多く，卵巣腫瘍は10歳以上の思春期に生じることが多い。治療は，外科手術，および，化学療法が実施されている。

　次に，代表的な治療法としては以下のものが挙げられる。

　1．化学療法　小児がんの治療の基本であり，主に抗がん剤によって行われる。ただし，急性リンパ性白血病と悪性リンパ腫においては，抗がん剤に加えて副腎皮質ホルモン（ステロイド剤）も用いられる。抗がん剤の大部分

は非特異的に作用するため，細胞分裂の盛んな臓器（骨髄，口腔粘膜，消化管粘膜，毛髪など）に対する副作用は免れない．例えば，造血の抑制による貧血や，感染症，口腔粘膜の障害，脱毛，悪心・嘔吐などが挙げられる．生命の危機を来すような危険な薬剤が標準的な治療薬として用いられていることが，がん治療の大きな特徴とも考えられる．

2．放射線療法 放射線療法では，電離放射線であるX線を用いる．高エネルギーX線が高速電子を発生させ，細胞内の水分子と作用し，フリーラディカルを発生させ，二重鎖DNAを切断し細胞死を引き起こす．腫瘍細胞に放射線を照射すると，まず酸素の多い周辺部が壊死する．次いで腫瘍の中心部にも酸素が入るため，次の照射により腫瘍のさらに内部が壊死する．肺合併症や不妊症，成長障害，二次がんなど，放射線照射による副作用や合併症は甚大であると言われている．

3．外科療法 手術の適用となる腫瘍は，神経芽腫，ウィルムス腫瘍，肝芽腫，横紋筋肉腫，卵巣腫瘍，悪性リンパ腫，血管腫，リンパ管腫など，極めて多彩である．小児がんの治療は生検から化学療法，腫瘍摘出，放射線照射などさまざまな治療法が組み合わされているため，外科手術において必ずしも腫瘍を全てとることを目的としていない．手術後の回復度や後遺症を考え，周到な計画が練られた上で手術が行われている．

4．造血幹細胞移植 造血幹細胞を用いて骨髄機能の回復を目指す治療法を，造血幹細胞移植（Hematopoietic stem cell transplantation）と総称する．造血幹細胞移植は，患者に注入される幹細胞の種類によって，骨髄移植（Bone marrow transplantation），末梢血幹細胞移植（Peripheral blood stem cell transplantation），臍帯血移植（Cord blood transplantation）に分けられる．また，ドナーの種類によっても，患者本人からの移植である自家移植，他人からの移植である同種移植に分けられる．同種移植は，さらに家族内のドナーからの移植と非血縁ドナーからの移植に分けられる．造血幹細胞移植は極めて強力な治療法であり，難治性疾患にも効果を示す一方，毒性も強く危険な

治療法でもある。例えば，同種移植後に生じる移植片対宿主病（Graft versus host disease：GVHD）や，ステロイド剤，免疫抑制剤投与によるウイルス感染症などが挙げられる。また，成長障害や不妊症などの晩期障害が問題になることも多く，適用を狭めるべく努力が続けられている。

第3節　小児がん治療の発展と新たな問題

第1項　治療成績の向上

　小児がんは，かつて難病中の難病とされていた。1960年代，小児がんの中で最も多い急性リンパ性白血病の5年生存率は約10％であり，長期生存はもちろんのこと，1年生存でも珍しいことであった（加藤・石田・前田，2011）。しかし，新しい抗腫瘍剤の開発や支持療法の改善，骨髄移植などといった画期的な治療法の進歩により，小児がんの全死亡率は1950年以来ほぼ半減している。今日では治療を受けた75〜80％の患児において完全治癒が期待できるようになった（赤塚・土田・藤本・山崎，2000；Jemal, Siegel, Ward, Hao, Xu, Murray, & Thun, 2008）。

　治療を受けた小児がん患者の大半に治癒が見込めるようになったことで，小児がん経験者の数は年々増加し続けている（Dickerman, 2007：細谷・真部，2008）。米国における小児がん経験者は約32万人いるとされ，20代・30代の成人の約450人に1人は小児がん経験者であると言われている（Howlader, Noone, Krapcho, Neyman, Aminou, Altekruse, Kosary, Ruhl, Tatalovich, Cho, Mariotto, Eisner, Lewis, Chen, Feuer, & Cronin, 2012）。本邦においても5万人以上の小児がん経験者が存在し，その割合は20代・30代の成人の約700人に1人とも言われている（Ishida, Honda, Kamibeppu, Ozono, Okamura, Asami, Maeda, Sakamoto, Inada, Iwai, Kakee, & Horibe, 2011）。

第2項　晩期合併症（Late effect）

　小児がん治療の輝かしい発展には，考えなければならない問題が伴っている。治療が原因で生じる問題，晩期合併症（Late effect）である。晩期合併症とは，「小児期発生の患者で，治療を終了し，治癒したと考えられる長期生存例に認められる疾患自体の侵襲，および，種々の治療による直接的・間接的な障害」である（山本，1993）。第2節で述べたように，放射線治療や化学療法はがん細胞だけに特異的に作用するものではないため，治療が強力になるほど体細胞が受ける障害も強くなり，成長障害（低身長，やせ・肥満），内分泌障害（不妊など），心機能障害，肝機能障害，呼吸器障害など，発育期・成長期にある小児に様々な障害が生じている。また，病気の告知，脱毛や苦痛を伴う検査・処置，自分と同じ病気で亡くなっていく患者を見ることなどが心的外傷体験となり，多くの患者に心的外傷後ストレス症状（post traumatic stress symptoms：以下，PTSS）が認められている（泉，2011）。

　治療を終了した小児がん患者の約60％に一つ以上の身体的・心理社会的晩期合併症が存在し，その30％以上が中～重度の症状を示していることが報告されている（Gibson, Aslett, Levitt, & Richardson, 2005）。このような晩期合併症を持つことは，生活の質を大きく低下させるだけでなく，命さえも脅かされる可能性があり，小児がん経験者の数が増えるにつれて，彼らの身体的・知的・心理的，かつ，社会的発達へ及ぼすがん治療の合併症の責任が問われるようになってきた（日本小児白血病リンパ腫研究グループ長期フォローアップ委員会，2008）。

第4節　寛解状態にある小児がん患者の適応に関する研究動向

第1項　治療による寛解状態への移行と，本論文における寛解状態の定義

「寛解」とは，一時的か永続的かを問わず，病気による症状が好転，または，ほぼ消失し，臨床的にコントロールされた状態である。つまり，病気の原因が完全に取り除かれた状態でなくとも，「臨床的に問題のない程度」にまで状態が改善したり，その状態が維持された場合，寛解したとみなすことが可能になる。特に，悪性腫瘍などにおいては，体内のがん細胞が完全に消失したことを確認することができないため，"治癒"ではなく"寛解"と表現されることが多い。例えば，白血病の治療においては，最初の数週間をかけて寛解導入療法を行い，骨髄中の白血病細胞が5％未満に減少すると血液学的寛解（顕微鏡検査によって白血病細胞の消失が確認され，同時に，白血球・赤血球・血小板が正常な範囲内にある状態）と判断される（細谷・真部，2008）。しかし，治療により，血液学的寛解と判断されても，依然として体内には白血病細胞が多数残存しているため，寛解の程度を深め，分子学的寛解（白血病細胞が持つ染色体異常を目安にして，精密検査を行っても白血病細胞が見つからない状態。ただし，この状態でもなお，体内には100万個までの白血病細胞が生き残っている可能性がある）まで到達するための治療（強化療法）を半年～1年間継続することとなる。その後，白血病細胞の分裂周期に合わせて2～3年間の維持療法を行う。このような治療過程を経て寛解状態が5年以上維持された場合，一般的には，再発の可能性がほぼなくなったものと考え，治癒とみなされている（国立がんセンターがん対策情報センター，2008）。原疾患が治癒した後は，晩期合併症発症の予防や早期発見のために，定期的なフォローアップを行うことが推奨されている（がんの子どもを守る会，2007）。

がん種や治療プロトコルにより違いは見られるが，初期の治療によって寛解状態となり，維持療法に移行した時点で，入院治療から外来通院治療に切り替わることが多い。本論文では，患者の退院後の生活に焦点をあてた検討を行うことを目的としている。したがって，本論文で対象とする"寛解状態にある小児がん患者"とは，入院治療を終了し，日常生活を送っている寛解状態の患者であり，維持療法を行っている者，および，全ての治療が終了した者の両者を含むものとして定義する。

第2項 寛解状態にある小児がん患者の適応状態

小児がんは，身体的・精神的な成長途上に発病するため，疾患および治療が患者にもたらす身体的，心理社会的な悪影響は，成人がんよりも大きいことが予想されている（日本小児白血病リンパ腫研究グループ長期フォローアップ委員会，2008）。それでは，寛解状態にある小児がん患者は具体的にどのような問題を抱えているのだろうか。

武井・尾形・小澤・真部・鈴木（2010）は，寛解状態にある小児がん患者の適応に関して，過去10年間で出された文献の系統的レビューを行った。その結果，先行研究では①社会生活への適応，既婚率，教育水準，学校生活への適応，対人関係，就職率，役割の制限，出産率など"社会的機能の問題"，②抑うつ，不安など"情動の問題"，③身体の不調，メンタルヘルスやPTSSなど"身体的健康の問題"，④自尊感情や自己認識など"個人内の認識の問題"，⑤問題行動やコーピングレパートリーなど"行動の問題"の5つの観点から検討がなされていることを指摘している。先行研究では，これら大半の問題に関して，小児がん患者と健常な人との間に大きな差異は認められないことが示されている（Langeveld, Stam, Grootenhuis, & Last, 2002; McDougall & Tsonis, 2009）。しかし一方で，先行研究で用いられている指標では，小児がんという病気やその治療を経験し，日常生活を送っている患者の状態を十分に把握することができないことも指摘されている（Recklitis,

Leary, & Diller, 2003；武井他, 2010)。全体的には申し分なく生活していても，若年成人となった小児がん経験者の25%～30%が多種多様の心理的苦痛を強く感じており (Recklitis et al., 2003；Glover, Byrne, Mills, Robison, Nicholson, Meadows, & Zeltzer, 2003)，約14%の小児がん経験者が自殺を考えたことがあるという報告もある (Recklitis et al.,2003)。このように，たとえ軽度の症状や問題であっても，それらを見過ごすことにより，不適切な健康行動の促進，身体的晩期合併症の悪化，精神疾患の発症，社会的不適応など，医学的，心理社会的に重大な結果を招く恐れがある (Recklitis et al., 2003)。したがって，寛解状態にある小児がん患者が日常生活で感じる苦痛を取り除いていく必要があると考えられる。患者の心理的苦痛度を検討する指標として，先行研究では，Visual Analogue Scale が多く用いられている (Roth, Kornblith, Batel-Copel, Peabody, Scher, & Holland, 1998；Akizuki, Akechi, Nakanishi, Yoshikawa, Okamura, Nakano, Murakami, & Uchitomi, 2003；Baken & Wooley, 2011；Yamaguchi, Morita, Sakuma, Kato, Kunimoto, & Shima, 2012)。この Visual Analogue Scale による苦痛度の評価は，抑うつ症状との相関が高く，適応障害や大うつ病性障害のスクリーニングツールとしても妥当であることが示されている (Akizuki et al., 2003)。

　さらに，Currier, Hermes, & Phipps (2009) は，小児がん患者の適応状態を検討する上で，否定的な側面と肯定的な側面の2つの側面から包括的にとらえる必要があることを指摘している。たとえば Watson, Clark, & Tellegen (1988) は，ポジティブな感情とネガティブな感情の相関は，－.12～－.23程度とかなり弱いことを示しているように，両者は比較的独立したものととらえることができる。適応の肯定的な側面については，がんの罹患や治療が患者の生活や人生にどのような影響を及ぼしたかを把握することが重要であり (Spagnola, Zabora, BrintzenhofeSzoc, Hooker, Cohen, & Baker, 2003)，"人生に対する満足感"が注目されている (Pavot & Diener, 2008)。これを測定する指標として，国内外の先行研究において，人生に対

する満足感尺度が用いられている（Diener, Emmons, Larsen, & Griffin, 1985；熊野，2011）。しかし，適応の肯定的な側面と否定的な側面の両者を同時に検討した研究は少ない。本論文では，寛解状態にある小児がん患者が，心理的苦痛をマネジメントしながら，充実した生活を送ることができるようになることが重要であると考え，これらの観点から患者の適応状態を検討していくこととする。したがって，本論文においては，心理的苦痛をマネジメントしながら，充実した生活を送ることができる状態，つまり，苦痛度が低く，満足感が高い状態を適応が良いと操作的に定義する。

第3項　Cancer Survivorship

がんが不治の病とされていた頃，「サバイバー」とは，がん患者を亡くした家族を意味する言葉であった（Leigh, 1996）。しかし，がんが治る病気となるにつれ，5年生存したがん患者のことを「サバイバー」と呼ぶようになった。さらに，全米がん経験者連合（National Coalition for Cancer Survivorship；NCCS）は，「サバイバー」について，がんの告知を受けた個人がその生涯を全うするまでと定義し，サバイバーのたどるステージを以下の3つに分類している（Aziz, 2002）。

（1）急性期：がんと生きる（Living with cancer）；がんの診断を受けてから積極的な治療を行っている時期。この時期は，病気の告知や治療により，恐怖，不安や痛みを経験する時期である。

（2）拡張期：がんを克服し生きる（Living through cancer）；寛解状態に入ってから，治療がすべて終了するまでの時期。この時期は，再発の不安や日常生活での不安を抱えやすい時期である。また，治療が終了しても存在する身体症状や不安により，がんが慢性的な病気であることを痛感する時期でもある。

（3）永続期：がんを越えて生きる（Living beyond cancer）：長期寛解に入ってからの時期。再発の可能性が低くなり，治療から解放

される一方で，日常生活において心理社会的な問題を抱えたり，過去の治療により二次がんや晩期合併症が生じる時期である。

　Patenaude & Last（2001）は，"がんを乗り越え生きていくこと（Cancer survivorship）"は，急性疾患のようにある時点で"治癒"して治療が終わるものではなく，恣意的な終了点があるわけでもない，"一生続く慢性的な疾患"であると理解し，医学的問題と心理的問題の2つを併せ持ちながら生きていくことであると指摘している。小児がん患者は，退院後もさまざまな問題を抱えながら生活することが予想されるため，病気や治療，晩期合併症とうまく付き合い，自身の体調や日常生活を自己管理していく必要がある。寛解後の小児がん患者が，日常生活に適応していくためには，適応を阻害しうる要因を把握し，問題が悪化する以前の早い段階から対応していくことが重要である。

第5節　寛解状態にある小児がん患者の適応に影響を及ぼす要因に関する研究動向

第1項　寛解状態にある小児がん患者の属性

　複数の先行研究において，寛解状態にある小児がん患者の適応に影響を及ぼす要因として，疾患，治療，社会的背景などが指摘されている。疾患に関しては，血液がんや固形腫瘍の患者は，さまざまな側面において健常者との間に差が見られない一方で，中枢神経腫瘍や脳腫瘍の患者は，顕著に適応が悪いこと，また，抑うつや問題行動を起こすリスクも，健常者と比較して高い値を示している（Schultz, Ness, Whitton, Recklitis, Zebrack, Robison, Zeltzer, & Mertens, 2007）。治療に関しては，頭蓋放射線治療を行った患者が，最も適応が悪いことが指摘されている（Pang, Friedman, Whitton, Stovall, Mertens,

Robison, & Weiss, 2008）。また，治療強度や病状の悪さは，心理的適応の悪さと関連している（Zeltzer, Recklitis, Buchbinder, Zebrack, Casillas, Tsao, Lu, & Krull, 2009 ; Ozono, Saeki, Mantani, Ogata, Okamura, & Yamawaki, 2007）。社会的背景に関しては，女性であること，収入が低いこと，教育水準が低いこと，未婚であること，就労していないことが，適応を悪化させる要因であることが指摘されている（Zebrack, Mills, & Weitzman, 2007 ; Zeltzer, Leisenring, Tsao, Recklitis, Armstrong, Mertens, Robison, & Ness, 2008 ; Stuber, Meeske, Krull, Leisenring, Stratton, Kazak, Huber, Zebrack, Yijtdchaage, Mertens, Robinson, & Zeltezer, 2010）。

　以上のように，患者の性別や年齢，社会的背景や，治療など医学的要因が，患者の適応状態に影響を及ぼすことが示されているが，これらの要因はいずれも説明率が低いことが指摘されている（泉，2008 ; Kazak, Barakat, Meeske, Christakis, Meadows, Penati, & Stuber, 1997 ; Wenninger, Helmes, Bengel, Lauten, Völkel, & Niemeyer, 2012）。たとえば，Stuber, Kazak, Meeske, Barakat, Guthrie, Garnier, Pynoos, & Meadows（1997）は，小児がん患者186名を対象に PTSD 発症の予測因子の検討を行った。その結果，実際の治療強度や予後の状態，がん種，治療期間，発症時年齢，再発の有無といった客観的な要因は予測因子にならないこと，むしろ，患者自身が主観的に感じた治療強度や生命の危険性，特性不安，ソーシャルサポートといった要因の方が最大の危険因子として抽出された。本邦においても同様の結果が示されており（泉，2008 ; 泉・小澤・細谷，2002），病気や治療に関する客観的な要因よりも，患者自身が治療体験やそのときの周囲の人々の支援をどのように主観的に評価したかの方が重要であることが指摘されている。Wenninger et al.（2012）においても，寛解状態にある小児がん患者の適応状態を理解する上で，社会的背景や医学的背景よりも，心理学的要因に重きを置く必要性を指摘している。

第2項　寛解状態にある小児がん患者が退院後に抱える困難

　小児がん患者は，長期にわたり，侵襲的で苦痛を伴う厄介な治療を要求され，病気や治療にまつわる不安や恐怖に曝される。このような病気に罹患し治療を受けることは，患者の日常生活にも影響を及ぼすことが指摘されている。これまでも，小児がん患者が直面しているストレッサーに焦点を当て，ストレス反応や適応との関連性について検討がなされている。Rodriguez, Dunn, Zuckerman, Vannatta, Gerhardt, & Compas（2012）は，診断直後の小児がん患者やその家族が抱えるストレッサーとして，（1）学校を欠席すること，これまでできていたことができなくなったこと，家族や友人との関係など「日常役割機能」に関するストレッサー，（2）治療の副作用，体調不良，治療の痛みなど「がん治療」に関するストレッサー，（3）医師の説明がわからないこと，将来への不安など「がんに対する不明瞭さ」に関するストレッサーの3つを挙げ，適応との関連性を示唆している。泉（2008）は，主観的な治療強度や闘病体験の評価がPTSSを予測することを明らかにしている。Weigers et al.（1998）は，病気に対する不安や心配の程度が，患者の適応に影響を及ぼすことを示している。このように，治療中の患者やその家族を対象とした研究，あるいは，病気や治療などの要因が患者に及ぼす影響については，これまでも検討がなされてきた。しかし，寛解状態にある小児がん患者を対象とし，病気や治療により生じる日常生活のストレッサーについて検討したものは少ない（Compas, Jaser, Dunn, & Rodriguez, 2012）。

　小児がんは，慢性腎疾患，慢性心疾患，糖尿病などの小児特定慢性疾患とは異なり，日常生活を送る上で必要となる医療的行為や医学的理由による生活制限が少ない。たとえば，慢性腎炎・ネフローゼ症候群などの慢性腎疾患患者は，退院後も服薬，運動制限，塩分制限を中心とした食事など，日常生活の中で様々な療養行動や生活規制を余儀なくされ，病態管理のためにこれらを長期間維持していかなければならない。平賀・坂野・吉光・和合・小林

(2003) は，慢性腎疾患患児の抱えるストレッサーとして，食事制限や運動制限，薬の副作用などの「日常生活における不便さ」，将来の病状の見通しがたたないこと，病状が悪化していないか注意を払うことなど「将来への不安」，周囲の人が病気のことをわかってくれないこと，他人に病気のことを上手く話せないことなどの「対人関係」，家族と行動できないこと，家族に迷惑をかけることなど「家族との関係」，服薬があること，通院があることなど「直接的治療における不便さ」の5つの因子を抽出している。先天性心疾患，不整脈，川崎病などの心疾患患者は，術後の遺残病変，続発症などに応じて，運動・活動制限を必要とされる（須川，2009）。そのため，体育ができないこと，自由に友達と遊べないこと，行事に参加できないことなどの困難を抱えやすい。また，身体が疲れやすいこと，発作が起きるかもしれないなどの不安を抱えている。糖尿病患者は，1日に複数回の血糖測定やインスリン注射，内服，低血糖・高血糖の管理，運動や食事管理を行う必要があり，これらを怠ることは病状の悪化や生命の危機につながりうる（Wysocki, Greco, Buckloh, 2003）。しかし，学校にいるときに，他生徒の前で補食をしたり，インスリン注射を行うことに困難を抱えている患児は少なくない。また，給食で全量摂取が推奨され，食事療法が困難であったり，遠足や体育の授業などに参加できないことへの困難を経験している。このように，日々の病態管理が重要となる慢性疾患を抱えた患者は，日常生活における療養行動にまつわる困難を抱えやすいことが示されている。小児がんは，退院後の一定期間に通院治療を行ったり，副作用や晩期合併症に対するケアを必要とされる場合がある。体力や免疫力が回復するまでは，感染症や身体状態に注意を払う生活を促される。しかし，病状の回復とともに医学的治療を受ける回数は減少し，医学的な理由による生活制限も解消していくという点で，上記に述べたような疾患とは異なる性質を持っていると考えられる。慢性疾患を持つ子どもが抱えやすい困難には，各疾患に共通する困難と，疾患特有の困難があることが指摘されているものの（こども心身医療研究所，1995），小児慢性疾

患に該当する個々の疾患についての検討は少ない。したがって，小児慢性疾患の中での小児がん患者の特徴について検討を行う必要がある。

　小児がんに罹患していない一般の思春期・青年期の者を対象にした研究においても，学校生活や日常生活で経験するストレッサーの検討がなされてきた。岡安・嶋田・丹羽・森・矢富（1992）は，中学生が日常の学校生活で経験するストレッサーとして，「教師との関係」，「友人関係」，「部活動」，「学業」，「規則」，「委員会」の6因子を挙げている。三浦・福田・坂野（1995）では，「学業」，「教師との関係」，「友人との関係」，「部活動」の4因子が挙げられている。高倉（2000）は，中学生・高校生を対象に日常生活のストレッサーについて検討し，「部活動」，「学業」，「教師関係」，「家族」，「友人関係」の5因子が抽出された。菊島（1999）は，児童青年期の日常生活におけるストレッサーとして，「親に関するストレス」，「友人に関するストレス」，「集団生活および日常生活に関するストレス」，「教師に関するストレス」，「学業に関するストレス」の5因子を挙げている。これらの結果はいずれも類似しており，学業や部活などの"日常の活動"や，教師や友人，家族などとの"対人関係"が，思春期・青年期に経験するストレッサーとして共通していると考えられる。一般的にもこのようなストレッサーを抱えやすい時期に，病気を経験することで，小児がん患者は，新たにどのような問題に直面するのかを検討する必要がある。

　寛解状態にある小児がん患者は，全般的には明らかな問題が認められなくても，心理的苦痛を経験したり，特定の領域において心理社会的問題を抱えていることが示唆されている（Patenaude ＆ Kupst, 2005；Friedman ＆ Meadows, 2002）。武井他（2010）は，寛解状態にある小児がん患者の進学率や就職率，婚姻状況が健常者と同程度であったとしても，そこに至るまでに経験する出来事やプロセスが健常者と同様であるとは限らない可能性を指摘している。たとえ軽度の問題や症状であっても，それらを見過ごすことにより，不適切な健康行動の促進，精神疾患の発症，社会的不適応など，医学的，

心理社会的に重大な結果を招く恐れがある（Recklitis et al., 2003）。このような状態に陥ることを防ぐために，寛解状態にある小児がん患者が，退院後の生活の中で，病気や治療によってどのような困難に直面しているのかを把握しておくことが重要であると考えられる。また，これらの困難と適応の関連を検討することで，患者の適応に影響を及ぼしうる具体的な困難を同定することができ，患者の退院後の生活のどの部分に着目し，介入していけばよいかを明確にすることが可能となる。

第3項　寛解状態にある小児がん患者の病気のとらえ方

先行研究において，客観的な疾患重症度が同じでも，患者の心身の機能や適応状態は大きく異なることが示されており（Rozema, Vollink, & Lechner, 2009），これらの違いについて，Leventhal & Michael（1992）は"Self Regulatory Model（自己調節モデル）"を用いて，病気に対するとらえ方の重要性を指摘している。これは，自分の病気や身体の状態をどのようにとらえているかという認知的な解釈が，患者の対処方略や心身の適応に影響するというモデルである。Phipps, Long, & Ogden（2007）は，病気体験を前向きに解釈したり，意味を見出している小児がん患者は，自尊感情が高く，不安が低いことを示している。Zebrack, Donohue, Gurney, Chesler, Bhatia, & Landier（2010）は，病気に対して否定的にとらえている小児がん患者は，社会的適応が悪く，また，不安や抑うつが高いことを指摘している。Currier et al（2009）は，患者が自身の病気をどのようにとらえるかが，現在および将来の心理的適応に影響を及ぼすことを指摘している。さらに，病気に対する否定的なイメージや恐怖感を抱くことが，晩期合併症の予防や二次がんの早期発見のための定期的な受診行動を阻害する可能性も指摘されている。

他の小児慢性疾患患者の病気のとらえ方については，未だ検討が不十分であるものの，いくつかの先行研究において検討がなされている。仁尾（2008）は，心疾患を抱える中高生の病気認知の構造を検討し，病気による

制限・制約に対するつらい思い，病気を持つ自分を前向きに受け止めようとする思い，病気を持つ自分を理解してほしい思い，病気を知られたくない思いなど，相反する思いで葛藤していること，それらの葛藤を乗り越えていくことが，その後の患者の適応につながっていくことを示唆している。出射・加藤（2001）は，青年期の慢性腎疾患患者が，自分が病気であることを受け入れたくない気持ちや，「病気になったのは仕方ない」などの諦め，「病気は大したことじゃない」など楽観的にとらえるなど，さまざまなとらえ方をしていることを示している。また，そのように葛藤しながら，病気経験の価値や意味を見いだすことにより，長期にわたる治療を受け入れたり，積極的な自己管理につながることを示唆している。乳がん患者においては，病気について肯定的な評価を多くしている者の方が，そうでない者より身体的，心理的適応がよいことが示されている（Stanton & Danoff-Burg., 2002）。また，慢性疼痛患者を対象とした研究では，痛みの強度や頻度よりも，痛みに対する認知や感情が患者の日常生活の支障度と強く関連していることが示されている（本谷・松岡・坂野・小林・森若，2009）。

このように，複数の研究において，病気経験のとらえ方が，患者のQOL，心理状態，治療終了後の健康行動などに影響を及ぼすことが指摘されているが，その多くが成人を対象としたものであり，小児を対象とした検討は未だ不十分である（Currier et al., 2009）。また，先行研究の多くは，病気のとらえ方のネガティブな側面，あるいは，ポジティブな側面のどちらか一方に焦点を当てて検討している。しかし，病気に対するネガティブなとらえ方とポジティブなとらえ方は，互いに相反するものではなく同時に存在しているため（Currier et al., 2009），どちらか一方だけではなく，両者を含めた検討を行うことが重要であると考えられる。

第4項　寛解状態にある小児がん患者が用いる対処法

対処法（コーピング）とは，「ストレッサーを処理しようとして意識的に行

われる認知的努力（行動，および，思考）」と定義されている（Lazarus & Folkman, 1984)。私たちは，生活の中でさまざまな出来事を体験するが，その中には，個人にとって重要であり，その人の自己概念を脅かしたり，乗り越えるべき障害になったりするものがある。そうした状況を処理するために人々が行うさまざまな行動，および，思考の試みが対処法である（堀・松井，2001)。同じ出来事を経験しても，どのような対処法を用いるかによって，結果として生じる心理的，および，身体的なストレス反応は異なる。つまり，対処法は，ストレッサーが人の心身に及ぼす影響を調整する要因であり，ストレッサーとそれによって生じるストレス反応の間に介在する重要な媒介変数である（三浦・坂野・上里，1998；堀・松井，2001)。

　対処法の種類に関して，坂田（1989）は多面的分類を行い，「計画」，「情報収集」，「再検討」，「努力」，「問題の価値の切り下げ」など合計19種類に整理している。尾関（1993）は，坂田（1989）で整理された対処法をさらに「問題焦点型」，「情動焦点型」，「回避・逃避型」の3種類に集約している。小中高校生を対象とした対処法に関する研究も数多く存在する。例えば，嶋田（1998）は，小中学生の対処法として「積極的対処」，「諦め」，「思考回避」の3因子を示している。平松・石原・三宅（1994）は，中学生の対処法として「相談解決型対処」，「考え方・気分転換型対処」，「他責型対処行動」，「自責型対処行動」の4因子を示しており，三浦・坂野・上里（1997）は「積極的対処」，「サポート希求」，「認知的対処」の3因子を示している。大迫（1994）は，高校生の対処法として「問題中心型対処」，「情動中心型対処」，「社会支援型対処」の3因子を示している。このように，研究間で対処法の因子が異なっているものの，全体を概観すると，ストレッサーに対する問題解決や気分転換などの「積極的な対処」，他者への相談や援助などの「サポートを求める対処」，諦めたり忘れる，自他を責めるなどの「逃避・回避的対処」の3種類に整理することができる（三浦，2002)。さらに，年代別の特徴として，小学生などまだ幼い頃は，特に情動焦点型対処が重要な意味を持つことが示

唆されている。その理由として，幼い頃は，問題自体を解決する手段を多く持っていなかったり，ストレッサーに対する認知的評価や自分でコントロールできるという可能性が低いことが挙げられる（大竹・島井・嶋田, 1998）。しかし，成長とともに，より積極的な，問題解決型対処も多く用いられるようになることが示されている（馬岡・甘利・中山, 2000）。

慢性疾患に関連したストレスへの対処法に関しては，1型糖尿病患者は，他者依存的，受動的な対処法を用いやすく，病気の治療や自己管理を妨げることが指摘されている（佐藤・山本・豊森, 1988）。また，回避的な対処法を使用する糖尿病患者は抑うつが高いことも指摘されている（Reid, Dubow, & Carey, 1995）。先天性心疾患患者においても，積極的な対処法を用いることが少なく，受動的な対処を用いる傾向が示されている（Marino & Lipshitz, 1991）。寛解状態にある小児がん患者は，健常者よりも，抑圧的，あるいは，回避的な対処法を用いやすい傾向にあることが示されており，これらの対処法を用いることは，小児がん患者の抑うつや不安，心理的苦痛を高めることが示されている（Grootenhuis & Last, 2001 ; Phipps et al., 2007 ; Phipps & Steele, 2002）。また，肯定的解釈や気晴らしなどの対処法を用いることは，小児がん患者の適応につながることも示されている（Weisz, McCabe, Denning, 1994）。しかし，成人患者と比較して小児患者を対象とした研究は少なく，疾患に応じた対処法の特徴や適応との関連を検討する必要があることが指摘されている（平賀, 2003）。

患者の用いる対処法は適応に影響を及ぼすことが示唆されているが，用いる対処法の種類や程度，適応に及ぼす効果は，ストレッサーの種類によって異なることが示されている（大迫, 1994 ; Compas et al., 2012）。大迫（1994）は，高校生を対象とした研究において，学校生活における種々のストレッサー場面によって生徒が用いる対処法が異なることを示している。三浦・坂野（1996）は，中学生を対象とした研究において，ストレッサーの種類によって対処法の機能が異なることを指摘している。小児がん患者に関する研究に

おいても,「医療者とのコミュニケーション」など，比較的コントロール可能性の高いストレッサーに対しては，問題焦点型対処のような積極的な対処方略が適応を促すことが示されている一方で,「侵襲的な治療」や「再発」などコントロール可能性の低いストレッサーに対しては，回避的対処や情動焦点型対処の方が効果的であることが示唆されている（Weisz et al., 1994；Compas, Malcarne, & Fondacaro., 1988）。慢性腎疾患患児を対象とした研究においても，薬の副作用や運動制限など，治療を続ける上で避けることが難しいストレッサーに対しては，積極的な対処よりも回避的な対処の方がストレス反応が低いことが示されている（平賀，2003）。

　以上のように，寛解状態にある小児がん患者の適応を考える上では，患者の用いる対処法と適応の関連性を明らかにする必要がある。特に，ストレッサーの内容や種類を特定した上で，対処法について検討する必要性が指摘されているため（三浦・坂野，1996），小児がんという病気や治療によって生じた日常生活上の困難に対して患者がどのような対処法を用いているのかを検討する必要があると考えられる。

第5項　寛解状態にある小児がん患者の退院後の生活を支えるソーシャルサポート

　慢性疾患患者は，長期にわたる治療や健康行動の自己管理が必要とされるため，ソーシャルサポートの果たす役割の大きさが指摘されている。ソーシャルサポートとは，一般的に「その人を取り巻く重要な他者（家族，友人，同僚，専門家など）から得られるさまざまな形の援助」を示す概念である（久田，1987）。

　病気に罹患していない一般の中学生が知覚するソーシャルサポートとして，岡安・嶋田・坂野（1993）や三浦・嶋田・坂野（1995）は，情緒的サポート，実体的サポート，情報的サポートを示している。いずれの研究においても，ソーシャルサポートがストレス反応を軽減することが確認されている。高校

生が知覚するソーシャルサポートとしては，嶋（1994）が，心理的サポートと物理的サポートを示しており，ソーシャルサポートと抑うつ症状に負の相関があることを明らかにしている。大学生のソーシャルサポートに関しては，福岡・橋本（1997）が情緒的サポートと道具的サポートを示しており，ソーシャルサポートのストレス緩和効果が示唆されている。このように，各研究間でサポート内容の扱いが一定ではないものの，Lazarus & Folkman（1984）が提唱した心理的ストレス理論を背景に，ストレス・プロセスに及ぼすソーシャルサポートの効果が示されている（Cohen, Gottlieb & Underwood, 2000）。

　また，身体疾患患者を対象としたソーシャルサポートの研究もなされている。例えば，久田・岸・田中（1995）は，入院がん患者に対する家族からの情緒的サポートを測定する尺度を作成し，患者の不安・抑うつ症状との関連を示している。また，金・嶋田・坂野（1997）は，心疾患，糖尿病，高血圧などの慢性疾患患者のソーシャルサポートについて検討を行った。その結果，日常生活における情動的サポートと疾患に対する行動的サポートから構成されていることを示し，ソーシャルサポートが健康行動に対するセルフエフィカシーを高め，その結果としてストレス反応が減少する可能性が示唆された。小児の慢性疾患患者を対象にしたソーシャルサポートについても，成人患者と同様に，ソーシャルサポートが健康行動の改善や抑うつ・不安症状の軽減に影響を及ぼすことが示されている（Skinner, John, & Hampson, 2000）。特に，腎疾患や心疾患，糖尿病など日常生活においても徹底した病態管理が求められる小児患者においては，食事制限や運動制限，服薬や自己注射などの療養行動に対する親からのソーシャルサポートが，患者の治療の遵守や精神的健康の改善に有効であることが示されている（Greco, Shroff, McDonell, & Reeves,2001 ; La Greca, Auslander, Greco, Spetter, Fisher, & Santiago, 1995）。このように，サポートの質や量の差異によって，慢性疾患患者の健康状態や，疾患の危険な状態からの回復の期間などが異なり，ソーシャルサポートの充

実の程度が，慢性疾患を抱えながらの健康維持の予測的機能を果たす可能性が示唆されている（金・坂野，1996）。

　小児がん患者の適応に影響を及ぼす要因としても，ソーシャルサポートの重要性が指摘されている（泉，2011）。しかし，退院後の生活においてさまざまな困難を経験する小児がん患者に対して，どのようなソーシャルサポートが有効であるのかに関する検討はなされていない。日常的場面で与えられるソーシャルサポートと，特定のストレス状況で与えられるソーシャルサポートでは，その内容も効果も異なることが多い（パブリックヘルスリサーチセンター，2004）。小児がんという特殊な病気を経験し日常生活に戻った患者にとってのソーシャルサポートを明らかにする必要があると考えられる。また，本邦では，長期フォローアップ外来を設置している医療施設は少なく，治療後の医療的・心理社会的問題に対する支援体制が十分に整っているとは言い難い（がんの子どもを守る会，2007）。さらに，復学先の学校の受け入れ体制，教師や周囲の理解なども場所によって千差万別である。今後，退院後の患者に対する支援体制を整えていくために，寛解状態にある小児がん患者の退院後の生活を支えるソーシャルサポートの特徴を把握すること，また，それらが患者の適応とどのような関連があるのかを検討することが必要である。

第2章　本論文の目的と意義

第1節　本論文の目的

　第1章において，寛解状態にある小児がん患者の適応に関する従来の研究を概観した結果，患者の適応状態を理解する上で，患者の社会的背景や医学的要因よりも，心理学的要因に重きを置く必要性が示唆された。さらに，患者の適応に影響を及ぼしうる心理学的要因として，退院後の生活における困難，病気のとらえ方，対処法，ソーシャルサポートが挙げられるが，それぞれの要因に関して，以下のような問題点が指摘できる。

（1）　退院後の生活における困難に関しては，病気や治療の経験が，進学や就職，結婚など，その後の患者の生活において，具体的にどのような弊害をもたらしたのか明らかにされていない。先行研究の大半が，治療終了後10年以上経過した成人患者の状態像（教育水準，就職率，既婚率，出産率など）に関する検討であり，そこに至るまでに経験する不安や困難について検討がなされていない（武井他，2010）。また，病気や治療，副作用などと，患者の適応との関連を検討した研究が多く，病気や治療が関連した日常生活での困難と，患者の適応との関連についての検討は不十分である。

（2）　病気のとらえ方に関しては，ポジティブな評価，あるいは，ネガティブな評価のどちらか一方の検討が多く，病気を多面的にとらえた研究は少ない。また，大半の研究は成人患者が対象となっており，小児を対象とした研究が不十分である。幼少期や思春期，青年期など，心身ともに成長・発達する時期に，病気を発症し治療を行うことは，患者に大き

な影響を与える（駒松，2004）。そのため，小児がん患者を対象に，病気のとらえ方の特徴を把握する必要がある。
（3） 対処法に関しては，これまでに病気や治療への対処法が多く検討されており，病気や治療によって生じる退院後の困難への対処法が明らかになっていないことが問題として挙げられる。ストレッサーの種類によって，用いる対処法の種類や程度，適応に及ぼす効果は異なることから（三浦・坂野，1996），病気や治療が関連した日常生活での困難への対処法について検討する必要がある。
（4） ソーシャルサポートに関しては，患者の適応を促す要因として複数の研究で示されている。しかし，海外とは異なる医療・社会制度や文化的背景をもつ本邦において，寛解状態にある小児がん患者が退院後の生活で具体的にどのようなソーシャルサポートを知覚しているのか，またそれらが患者の適応にどのような影響を及ぼしているのかは明らかにされていない。

上記の問題点に加え，研究における対象者についても考慮する必要がある。従来の小児がん患者の適応に関する研究の多くが，治療中の患者，あるいは，治療終了後10年以上経過し成人した患者を対象としてきた。また，患者の両親や学校の先生，医療者など他者評価によって検討した研究も多く，特に本邦においては，小児がん患者を対象とした実証的な研究は数少ない（武井他，2010）。小児がん患者は，退院後に学校や家庭，病院などさまざまな環境におかれるため，多角的な視点から患者の状態像を把握することには意義があると考えられる。しかし，親や教師，医療者から見た子どもの問題と，子ども自身が感じている問題には差異があることから，評価者によって結果が異なると考えられる（van Dijk, Oostrom, Imhof, Moll, Schouten-van Meeteren, Bezemer, & Huisman., 2009）。

以上の課題を踏まえて，本論文では，寛解状態にある小児がん患者自身を対象として，彼らの適応に影響を及ぼしうる心理学的要因について検討を行

うことを目的とする。そして，小児がん患者の退院後の生活における適応を改善・向上していくために，退院後に抱える困難，病気のとらえ方，対処法やソーシャルサポートが，小児がん患者の退院後の生活への適応にどのような影響を及ぼすかを検討する。さらに，本論文で得られた知見を踏まえ，本邦における小児がん対策に向けての提言を行う。

第2節　本論文の臨床的意義

　小児がん患者は，病気が治った後も心身ともに成長・発達し，さらに50～60年以上余命が残されている。また，強力な治療による合併症に加え，心身の成長・発達期に病気に罹患し，治療を行うことの弊害など，成人のがん患者とは異なる問題を抱えている。しかし，これまでのがん対策は，成人のがんを中心に進められ，小児がん対策は大幅に遅れていた。小児がんを扱う施設は全国で約200程度と推定され，医療機関によっては少ない経験の中で医療が行われている可能性があり，小児がん患者が必ずしも適切な医療を受けられていないことが懸念されている。また，小児がん患者の現状を示すデータも限られ，治療や医療機関に関する情報が少なく，心理社会的な問題への対応を含めた相談支援体制や，セカンドオピニオンの体制も不十分である。

　こうした現状を改善するため，平成24年6月，がん対策推進基本計画において，小児がんが重点課題として掲げられた。この計画で取り組むべき施策として，小児がん拠点病院を指定し，専門家による集学的医療の提供（緩和ケアを含む），患者とその家族に対する心理社会的な支援，適切な療育・教育環境の提供，小児がんに携わる医師などに対する研修の実施，セカンドオピニオンの体制整備，患者とその家族，医療従事者に対する相談支援体制の整備が挙げられている。また，小児がん患者が，慣れ親しんだ地域に留まり，他の子どもたちと同じ生活・教育環境の中で医療や支援を受けられるように，

小児がん拠点病院と地域の医療機関とが役割分担を行い，環境を整備することが必要であると指摘されている。さらに，治療を終了した後も，患者とその家族が地域の中で安心して暮らせるように，彼らの不安や治療による晩期合併症，二次がんなどに対応できる長期フォローアップ体制を整えること，小児がん経験者の自立に向けた心理社会的支援についても検討していく必要があると述べられている（小児がん医療・支援のあり方に関する検討会，2012）。

このように，小児がん治療において，治癒自体が困難だった時代の「治ればよい，他のことには目をつぶる」という視点は，「身体的のみならず精神的にも健康で，社会的にも年相応の関わりを持ちながら生きていけることが本当の意味での完治である」という視点に変化し，小児がん患者が入院治療を終えてから，いかに適応的に日常生活を送るかが重要視され始めている。しかし，寛解状態にある小児がん患者が，退院後にどのような状況にあるのかは明らかにされておらず，医療機関，教育機関，あるいは，地域において，誰が，どのように患者を支援していくべきかについて，具体的な策は講じられていない。それぞれの地域や機関の裁量に委ねられているのが現状であり，医療環境の格差，心理社会的支援の格差は確実に存在していると考えられる。このような現状を打開するために，地域に関係なく，全国的に，小児がん支援体制の構築は急務であると言える。

本論文の特徴は，寛解状態にある小児がん患者本人を対象にして退院後の日常生活の実態を明らかにする点，また，小児がん患者の病気のとらえ方や対処法などの個人内要因，退院後に抱える困難やソーシャルサポートなどの外的要因という多角的な視点から患者の適応との関連を検討する点において，独創的であると考えられる。これらの観点から，寛解状態にある小児がん患者の適応に及ぼす影響を明らかにすることは，先に述べたがん対策推進基本計画における小児がん患者への支援体制の確立に向けて，具体的な示唆を与えると考えられる。本論文の意義を具体的に整理すると以下のようにまとめることができる。

第一に,これまで検討が不十分であった「寛解状態にある小児がん患者の退院後の生活」の実態が明らかになる。つまり,小児がん患者が日常生活の中のどのような場面でつまずきやすいのか,また,どのような特徴をもつ小児がん患者がつまずきやすいのかなど,周囲が考慮すべき点を把握することができる。これにより,精神疾患の発症や身体機能の悪化,社会からの隔絶といった深刻な問題に発展する以前の早い段階において,問題を抱えた患者や問題が生じる危険性のある患者を,医療機関のみならず,教育機関や地域社会の第三者が評価し,対応することが可能となる。

第二に,小児がん患者の個人内要因,および,外的要因がどのように適応に影響を及ぼすのかが明らかになる。これにより,患者自身に対する認知的・行動的側面への介入の有効性,あるいは,患者を取り巻く周囲へのアプローチや環境調整に関する有効性についての示唆が得られる。小児がん患者の適応を向上させるために有用な具体的支援が明らかになるため,寛解状態にある小児がん患者が属するそれぞれの場所において,誰が,どのような関わりを行うべきか,または,どのような環境を整えることが重要であるかの指針を得ることができると考えられる。

第3節　本論文の構成

第1章では,本論文の背景となる小児がん患者が退院後に抱える問題と支援に関する従来の研究や取り組みを概観し,問題点を明らかにした。第2章である本章では,本論文の目的と意義について論じた。第3章からは,以下のような構成で展開される。

病気を経験したことが,寛解状態にある小児がん患者自身や患者の生活に具体的にどのような影響をもたらしたのかを把握するために,病気や治療の経験が,小児がん患者の退院後の日常生活においてどのような困難を生じさせているのか(第3章),また,病気に対して小児がん患者がどのようにとら

えているのか（第4章）について明らかにする。第3章では，面接調査を行い，質的な分析手法を用いて，小児がん患者が退院後に抱える困難に関する概念を抽出する（研究1-1）。さらに，抽出した概念をもとに，寛解状態にある小児がん患者が退院後に抱える困難についての因子構造の検討を行い，その特徴を把握する。また，退院後に抱える困難と患者の適応の関連について検討を行う（研究1-2）。第4章では，小児がん患者が病気についてどのようにとらえているかを明らかにするために，面接調査を行い，質的な分析手法を用いて，小児がん患者の病気のとらえ方に関する概念を抽出する。そして，病気のとらえ方が患者の適応状態をどの程度予測するかについて検討を行う（研究2）。

第5章では，寛解状態にある小児がん患者が，退院後に抱える困難に対してどのような対処を用いているのかを明らかにする。まず，患者，および，支援者の意見をもとに対処法の概念を抽出する（研究3-1）。そして，それらをもとにして，小児がん患者の対処法の因子構造を明らかにするとともに，用いる対処法と適応との関連を検討する（研究3-2）。

第6章では，寛解状態にある小児がん患者が退院後に抱える困難を解決し，苦痛を緩和するために有用なソーシャルサポートを明らかにする。まず，患者，および，支援者の意見をもとに，小児がん患者の退院後の生活を支えるソーシャルサポートに関する概念を抽出する（研究4-1）。そして，それらをもとに量的調査を行い，寛解状態にある小児がん患者が退院後の生活において知覚するソーシャルサポートの因子構造を明らかにし，適応との関連を検討する（研究4-2）。

第7章では，第3章から第6章までの結果を踏まえて，総合的な検討を行い，寛解状態にある小児がん患者の適応を阻害する，あるいは，促進する要因について明らかにする（研究5）。

最後に，第8章において本論文の総合的考察と，本論文がもつ臨床的意義について述べる。さらに，本論文の知見をもとに，本邦における今後の小児

がん対策に関する展望について述べる。

　以上，本論文の構成と，各研究の位置づけについて，Fig. 2-1 に示す。また，本論文で実施したすべての調査と，それらの研究上の位置づけについて Fig. 2-2 に示す。なお，Fig. 2-2 に示した通り，本論文の研究 1-1 と研究 2（うち 4 名は回答不備により除外），研究 3-1 と研究 4-1 の小児がん患者は重複した対象者である。また，研究 3-1 と研究 4-1 の医療従事者は重複した対象者である。さらに，研究 1-2，研究 3-2，研究 4-2，研究 5 の小児がん患者は重複した対象者である。

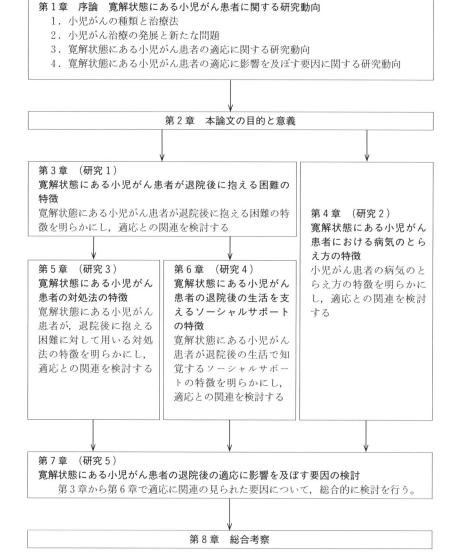

Fig. 2-1　本論文の構成

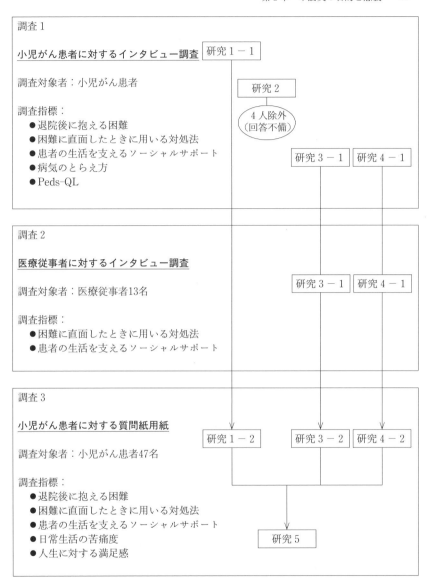

Fig. 2-2　調査プロセスと各研究の位置づけ

第3章 寛解状態にある小児がん患者が
退院後に抱える困難の特徴

第1節 本章のねらい

　近年,小児がんの治療成績が向上し,多くの小児がん患者に寛解が期待できるようになった。これにより,病院での長期にわたる闘病生活から,日常生活へ移行し,社会復帰していく小児がん患者が増加した。第1章で指摘したように,寛解状態にある小児がん患者の適応は概ね良好であるとされているが,特定の領域において,明らかに問題を抱えていることが指摘されている。例えば,抗がん剤で髪の毛が抜けたり太ったりして外見が変化することや,体調不良により体育や学校行事を休むなど,他の子どもと学校生活の過ごしかたが異なることにより,小児がん患者は他の子どもに中傷されやすいことが指摘されている(寺田・中川・道端・小西・宍戸・越村・三村,2005)。「はげがうつる」,「お前なんかあのとき死んでいたらよかったのに」など病気のことでいじめられたり(前田・杉本・宮崎・堀・駒田,2004),いたずらをされること(飯仲,2005),不登校になったりする事例も報告されている(佐藤・金井・松下,2005)。また,受験や進路に関する悩みや,就職に対する不安を抱えるケースも報告されている(多和田,2008)。しかし,先行研究の多くは,症例報告や,母親や教師,医療者など第三者による評価であり,退院してからの生活の中で,どのような困難に直面し苦労しているのかについて,寛解状態にある小児がん患者本人を対象とした実証的な検討は少ない。

　以上のことから,本章(研究1)では,寛解状態にある小児がん患者を対象に,退院後に抱える困難を明らかにし,適応との関連を検討することを目

的とする。

第2節　寛解状態にある小児がん患者が退院後に抱える困難に関する概念抽出（研究1-1）

第1項　目的

寛解状態にある小児がん患者が退院後に抱える困難について，具体的内容を抽出する。

第2項　方法

2.1. 調査対象者

東京都内の私立総合病院，および，九州地区の大学病院の小児科外来に通院中の小児がん患者を対象とした。対象者の適格基準は，（1）病理組織学的に小児がんと確定診断され，治療を受けた者，（2）病名が告知されていること，（3）入院治療が終了していること，（4）寛解状態であることであった。除外基準は，研究の趣旨を理解するのが困難な者であった。

2.2. 調査時期

2009年3月から10月にかけて調査を実施した。

2.3. 手続き

小児科外来において，調査候補患者およびその保護者に対して主治医より口頭で研究の趣旨について説明がなされ，面接者から研究の詳細な説明を受けることに関する承諾を得た。その後，面接者により，研究の趣旨，プライバシーの保護，中断・拒否の権利について記された用紙をもとに説明がなされた。患者と保護者へ書面による同意を求め，同意の得られた患者に対して半構造化面接調査を実施した（面接の平均所要時間は32.3±22.2分）。なお，面接は，個人のプライバシーが保たれる病院内の静かで落ち着いた場所で行っ

た。

　本研究の適格基準を満たす小児がん患者30名に対して，外来受診時に本研究の趣旨を説明した上で，調査への協力を依頼した。30名中，3名が「忙しいこと」，1名が「面接を受けたくないこと」，1名が「病気の経験を覚えていない」ことを理由に調査を拒否した。最終的に25名に対して，面接調査を実施した。

2. 4. 倫理的配慮

　本研究は，調査実施場所となる病院の研究倫理審査会，および，早稲田大学の人を対象とする研究に関する倫理審査会にて承認を得て，実施された。

2. 5. 調査内容

　半構造化面接において，小児がん患者が退院後の生活の中で経験した困難を調べるために「退院してからの生活の中で，病気や体調に関して，困ったことや不安に感じたことを教えてください。」と質問し，具体的に内容を聴取した。面接調査は，臨床心理学を専攻する大学院生1名と臨床心理士1名で実施された。本研究の目的に沿うように検討を行い，インタビューマニュアルを作成し，さらに，インタビューの一貫性を保つため，事前に面接者間でトレーニングを行い，聞き取る内容やインタビューの進め方について詳細な確認を行った。

2. 6. 分析方法

　すべてのインタビューの逐語録をテキスト化し，質的内容分析を行った。

第3項　結果と考察

3. 1. 調査対象者の背景

　対象となった25名（Table 3-1）のうち，男性は8名，女性は17名であった。調査時の平均年齢は17.0±3.6歳（13-28歳），診断時の平均年齢は8.8±4.1歳（2-15歳），平均罹病期間は8.8±5.7年（2-21年）であった。対象者のがん腫は，急性リンパ性白血病が17名（68.0％），悪性リンパ腫が4名（16.0％），骨

Table 3-1 対象者の属性

	N	%
調査時年齢	$M \pm SD$ (Range)	17.0±3.6 (13-28)
中学生	12	48
高校生	7	28
大学生以上	6	24
診断時年齢	$M \pm SD$ (Range)	8.8±4.1 (2-15)
幼少時発症	14	56
思春期発症	11	44
罹病期間	$M \pm SD$ (Range)	8.8±5.7 (2-21)
5年未満	7	28
5年以上10年未満	9	36
10年以上	9	36
性別		
男性	8	32
女性	17	68
がん種		
白血病	18	72
悪性リンパ腫	4	16
骨肉腫	3	12
治療内容		
化学療法	25	100
放射線療法	6	24
外科手術	4	16
再発		
あり	3	12
なし	22	88

肉腫が3名（12.0%），急性骨髄性白血病が1名（4.0%）であった。全ての患者が化学療法を実施（100%）しており，放射線療法は6名（24.0%），手術は4名（16.0%）が実施していた。再発経験者は3名（12.0%）であった。

3．2．寛解状態にある小児がん患者が退院後に抱える困難の特徴

　すべてのインタビューの逐語録をテキスト化し，先行研究の分析手続き（Hirai, Miyashita, Morita, Sanjo, & Uchitomi, 2006 ; Yoshida, Otani, Hirai, Ogata, Mera, Okada, & Oshima, 2010）に基づいて質的内容分析を行った。まず，臨床心理学を専攻する大学院生2名が，研究のテーマに関連する発言を文節単

位ですべて抽出した。その後，心理学者と小児科医の指導を受けながら，内容の類似点，および，相違点に基づいてその特性を概念化し，カテゴリーを作成した。またカテゴリー化したすべての概念について定義を明確化した。最後に，対象者の発言がいずれの概念に該当するかについて，4名の心理系大学学部生が独立に判定を行った。判定は各概念の定義に沿って行った。独立して行った判定が一致しなかった際には，議論を行い，結論を得た。その結果，最終的に19の構成概念が抽出された。さらに，すべての研究者の合意のもとに，類似性，および，理論的根拠に基づいて，より抽象的な上位カテゴリーへの分類を行ったところ，「身体的な困難」，「行動上の困難」，「対人面の困難」，「将来に対する不安」の4つのカテゴリーに分類された。4つのカテゴリーおよび19の構成概念について，Table 3-2 に示す。なお，内容分析における判定者による構成概念の判定の一致率は75.3%，Kappa 係数は

Table 3-2 寛解状態にある小児がん患者が退院後に抱える困難（$N=25$）

Category	N	%	Items	N	%
身体的な困難	22	88	1）気分や体調が優れないこと	15	60
			2）外来で苦痛を伴う治療や検査を受けること	13	52
			3）病気前より体力や筋力が落ちたこと	12	48
			4）治療の影響で髪の毛が抜けること	11	44
			5）治療の影響で体型が変わること	7	28
			6）風邪や感染症などに罹りやすくなったこと	6	24
対人面の困難	22	88	7）周囲の人や環境になじむこと	12	48
			8）周囲の人に過剰に気を遣われること	7	28
			9）病気の経験を人に説明すること	6	24
			10）周囲の人が病気について誤解していること	6	24
			11）病気を誇張したドラマや携帯小説を見ること	5	20
行動上の困難	21	84	12）体を動かしたり，運動すること	20	80
			13）通院や副作用で学校や会社を休むこと	13	52
			14）勉強や授業についていくこと	13	52
			15）学校行事に参加すること	12	48
			16）階段の昇降，場所を移動すること	8	32
将来に対する不安	18	72	17）再発するかもしれないと心配になること	11	44
			18）進学や就職など今後の活動が心配になる	9	36
			19）自分の将来に対して不安になること	7	28

0.63であり，実質的に一致した見解とみなすことができた。

「身体的な困難」のカテゴリーには，「気分や体調が優れないこと」，「外来で苦痛を伴う治療や検査を受けること」，「病気前より体力や筋力が落ちたこと」，「治療の影響で髪の毛が抜けること」，「治療の影響で体型が変わること」，「風邪や感染症に罹りやすくなったこと」の6つの構成要素が分類された。「気分や体調が優れないこと」としては，薬の副作用で気持ちが悪くなったり，身体がだるくて辛いことなどが語られた。「外来で苦痛を伴う治療や検査を受けること」としては，退院して日常生活を送りながら薬を飲み続けることへの負担，骨髄穿刺に伴う激痛などが語られた。「病気前より体力や筋力が落ちたこと」としては，長期入院や治療の副作用により，体力や筋力が低下したことなどが語られた。「治療の影響で髪の毛が抜けること」としては，抗がん剤の副作用で髪の毛が抜けることに対する怖さ，他人に見られることの恥ずかしさなどが語られた。「治療の影響で体型が変わること」としては，ステロイドの副作用でムーンフェイス（満月様顔貌）になったり，痩せて腕や足が細くなったことなど，病気になった後の自分の体型が，病気になる前の体型と大きく変わってしまったことに対する嫌悪感が語られた。「風邪や感染症に罹りやすくなったこと」としては，病気や治療で免疫力が低下したために風邪をひきやすくなったこと，インフルエンザなどの感染症に罹りやすいために注意しなければならないことなどが語られた。以上のことから，「身体的な困難」に関する構成要素は，病気や治療の副作用，晩期合併症などが患者の身体に及ぼす影響性について示していると考えられる。

「対人面の困難」カテゴリーには，「周囲の人や環境になじむこと」，「周囲の人に過剰に気を遣われること」，「病気の経験を人に説明すること」，「周囲の人が病気について誤解していること」，「病気を誇張したドラマや携帯小説を見ること」の5つの構成要素が抽出された。「周囲の人や環境になじむこと」としては，いじめられたこと，長期入院から戻ってきてクラスメイトとなじめなかったこと，学校に自分の居場所がないと感じたことなどが語られ

た。「周囲の人に過剰に気を遣われること」としては，病気であることを理由に友人が自分に対して遠慮するなど，過剰に気を遣われて寂しかったことなどが語られた。「病気の経験を人に説明すること」としては，自分の病気のことを相手に伝えた方がいいのか，誰に，どこまで話をしたらいいのかわからずに困ることなどが語られた。「周囲の人が病気について誤解していること」としては，周囲に「白血病は不治の病である」と思っている人や，「小児がんは死ぬ病気」と思っている人が多いことに，もどかしさや嫌悪感を抱いていることなどが語られた。「病気を誇張したドラマや携帯小説を見ること」としては，小児がんをテーマに扱ったドラマや携帯小説は，現実よりも悲劇的に描かれていることが多いため，それらを見ることが耐えられないことが語られた。以上のことから，「対人面の困難」に関する構成要素は，"小児がんという病気を経験した自分"が周囲とどのようにつきあっていくかに関する困難であると考えられる。

「行動上の困難」カテゴリーには，「体を動かしたり，運動すること」，「通院や副作用で学校や会社を休むこと」，「勉強や授業についていくこと」，「学校行事に参加すること」，「階段の昇降，場所を移動すること」の5つの構成要素が抽出された。「体を動かしたり，運動すること」としては，体力や筋力が落ちたことで思うように体が動かないこと，体育の授業や部活動などで激しい運動をするのが辛いことなどが語られた。「通院や副作用で学校や会社を休むこと」としては，外来通院のために学校や会社を休まなければいけないこと，薬の副作用で体が動かず，学校に行けないことなどの困難が語られた。「勉強や授業についていくこと」としては，長期入院や外来通院のために授業を休むことで，授業についていくことができず，勉強がわからなくなってしまったことなどが語られた。「学校行事に参加すること」としては，疲れやすかったり，体調不良のために，運動会や遠足，修学旅行などに十分に参加できないことなどが語られた。「階段の昇降，場所を移動すること」としては，体力が低下し，階段を昇り降りすることが大変であること，登下

校や教室移動などで歩くのが大変であることなどが語られた。以上のことから，「行動上の困難」に関する構成要素は，病気や治療の副作用が患者の日常の活動に及ぼす影響性について示していると考えられる。

「将来に対する不安」カテゴリーに関しては，「再発するかもしれないと心配になること」，「進学や就職など今後の活動が心配になること」，「自分の将来に対して不安になること」の3つの構成要素が抽出された。「再発するかもしれないと心配になること」としては，体調を崩したときや検査のときなどに「再発していたらどうしよう」と考えて怖くなることが語られた。「進学や就職など今後の活動が心配になること」としては，病気の影響で，自身の体調や体力，身体の機能が低下したことにより，進学や就職など今後の活動ができなくなったり，制限されるのではないかと心配していることが語られた。「自分の将来に対して不安になること」としては，進学できるのか，結婚や出産ができるのか，この先の自分がどうなってしまうのかわからない，など将来の生活や自分自身に関して幅広く不安を感じていることが語られた。以上のことから，「将来に対する不安」に関する構成要素は，小児がんに罹患したことや，治療や副作用の影響を受けたことにより生じている不安や心配事を表していると考えられる。

抽出された退院後に抱える困難の構成要素として，最も頻度が多かったものは，「体を動かしたり運動すること（80%）」であった。また，約半数の患者が「気分や体調が優れないこと（60%）」，「外来で苦痛を伴う治療や検査を受けること（52%）」，「通院や副作用で学校や会社を休むこと（52%）」，「勉強や授業についていくこと（52%）」，「病気前より体力や筋力が落ちたこと（48%）」，「周囲の人や環境になじむこと（48%）」，「学校行事に参加すること（48%）」などの困難を経験していることが示された。寛解状態にある小児がん患者は，治療に専念していた入院生活とは異なり，退院後は，治療の副作用を抱えながらも，家庭，学校や会社での活動を行っていかなければならない。病気になる前の生活に戻ることができると信じて退院したのに，

治療の影響で思うような生活を送ることができず，退院後の生活に対して失望することは少なくない（Schwartz, Hobbie, Constine, & Ruccione., 2005）。また，「速く走ることができなくなった」，「勉強がわからなくなってしまった」など，病気になる前はできていたことが，退院後にできなくなってしまったことで，喪失感を抱いたり，自己イメージが崩れたり，自尊感情が低下するなどの経験をする患者もいる（Servitzoglou, Papadatou, Tsiantis, & Vasilatou-Kosmidis, 2008）。このような日常生活でのつまずきは，結果的に，先行研究で指摘されているような患者の不安や抑うつの高さ，自尊感情の低さ，教育水準や雇用状態，既婚率の低さなどにつながる可能性が示唆される（Servitzoglou et al., 2008 ; Zebrack et al., 2007 ; Langeveld, Ubbink, Last, Grootenhuis, Voute, & De Haan, 2003）。したがって，病気の治療やその副作用により，患者の日常生活が妨げられないよう，患者の経験する困難に対する支援を行っていく必要がある。

第3節　寛解状態にある小児がん患者が退院後に抱える困難の因子構造の検討，および，適応との関連（研究1-2）

第1項　目的

　研究1-1で実施した半構造化面接による質的調査を通して，寛解状態にある小児がん患者が退院後に抱える困難について，その具体的な内容が抽出された。しかし，これらの構成要素について，何を，どの程度，経験しているのか，また，患者の属性による差異，困難の程度と適応状態の関連性などの検討はなされていない。したがって，研究1-2では，量的な調査を実施し，寛解状態にある小児がん患者の退院後の困難の因子構造を検討する。また，患者の属性による困難の特徴を検討すること，さらに，患者が経験する困難と適応との関連を検討することを目的とする。

第2項　方法

2．1．調査対象者

　東京都内の私立総合病院，および，九州地区の大学病院の小児科外来に通院中の小児がん患者，また，東京都内で開催された小児がんに関する講演会に参加した小児がん患者を対象とした。対象者の適格基準は，（1）病理組織学的に小児がんと確定診断され，治療を受けた者，（2）病名が告知されていること，（3）入院治療が終了していること，（4）寛解状態であることであった。除外基準は，研究の趣旨を理解するのが困難な者であった。

2．2．調査時期

　2011年12月から2012年9月にかけて調査を実施した。

2．3．手続き

　調査協力の得られた病院，および，講演会にて無記名式の質問紙を配布し，郵送にて回収を行った。

2．4．倫理的配慮

　本研究は，調査実施場所となる病院の研究倫理審査会，および，早稲田大学の人を対象とする研究に関する倫理審査会にて承認を得て，実施された。

2．5．調査項目

　以下の項目について質問紙による回答を求めた。

　（1）デモグラフィックデータ　調査対象者の性別，調査時の年齢，診断時の年齢，がん種，治療内容，現在の健康状態（1：非常に悪い〜4：非常に良い）について回答を求めた。

　（2）寛解状態にある小児がん患者が退院後に抱える困難　研究1-1で抽出された「寛解状態にある小児がん患者が退院後に抱える困難」に関する概念19項目を用いた。それぞれの項目について，この半年間のうちにどの程度経験したかを4件法（1：全然なかった〜4：よくあった）で回答を求めた。

　（3）日常生活における苦痛度　寛解状態にある小児がん患者が，日常生活

を送る上で，どの程度苦痛を感じているかについて，10段階（1：全く苦痛でない～10：非常に苦痛である）で評定を求めた。

(4) 人生に対する満足尺度日本語版　Diener et al（1985）によって作成された The Satisfaction With Life Scale の日本語版（角野，1995）を使用した。この尺度は，過去，現在，未来における人生の評価に関する5項目から構成されている。それぞれの項目に対して7件法（1：全くそうではない～7：全くそうだ）で回答を求めた。

2. 6. 分析方法

退院後に抱える困難の因子構造を検討するために，最尤法プロマックス回転による因子分析を行った。また，小児がん患者の属性により退院後に抱える困難に差異が見られるかを検討するために，患者の属性を独立変数，退院後の困難を従属変数とし，2群間比較には Mann-Whitney のU検定，3群以上の比較には Kruskal-Wallis 検定を行った。群間に有意差が見られた際は，Steel-Dwass 法による多重比較を行った。さらに，患者の属性，退院後に抱える困難と日常生活における苦痛度，人生に対する満足感の関連性を検討するために Pearson の積率相関係数を算出した。

すべての統計的分析は，SPSS Statistics ver. 21.0 for Windows，あるいは，R version 2.15.1 for Windows を使用して行った。

第3項　結果

3. 1. 調査対象者の背景

対象となった47名（Table 3-3）のうち，性別は男性25名，女性22名であった。調査時の平均年齢は15.7±5.1歳（12-28歳），診断時の平均年齢は7.8±5.0歳（0-19歳），平均罹病期間は7.9±5.4年（2-21年）であった。対象者のがん腫は，急性リンパ性白血病が30名（64％），悪性リンパ腫が5名（11％），ウィルムス腫瘍が5名（11％），脳腫瘍が4名（9％），神経芽腫が3名（6％）であった。全ての患者が化学療法を実施（100％）しており，外科手術は

Table 3-3 対象者の属性

	N	%
調査時年齢	$M \pm SD$ (Range)	15.7±5.1 (12-28)
中学生	22	47
高校生	11	23
大学生以上	14	30
診断時年齢	$M \pm SD$ (Range)	7.8±5.0 (0-19)
幼少時発症	24	51
思春期発症	23	49
罹病期間	$M \pm SD$ (Range)	7.9±5.4 (2-21)
5年未満	15	32
5年以上10年未満	17	36
10年以上	15	32
性別		
男性	25	53
女性	22	47
がん種		
白血病	30	64
悪性リンパ腫	5	11
ウィルムス腫瘍	5	11
脳腫瘍	4	9
神経芽腫	3	6
治療内容		
化学療法	47	100
外科手術	12	26
放射線療法	16	34
骨髄移植	4	9
現在の体調		
やや悪い	2	4
やや良い	6	13
非常に良い	39	83

12名（26％），放射線療法は16名（34％），骨髄移植は4名（9％）が実施していた。

3．2．寛解状態にある小児がん患者が抱える退院後の困難の因子構造の検討

退院後の困難として研究1‐1で抽出された19項目のうち，フロア効果の見られた4項目を削除した。また，概念ごとに困難の経験頻度と困難の程度の相関係数を算出し，有意な正の相関が見られなかった1項目を削除した。

第3章 寛解状態にある小児がん患者が退院後に抱える困難の特徴　47

Table 3-4　寛解状態にある小児がん患者における退院後に抱える困難に関する因子分析

Sample ($N=47$)		Factor loding		
Items		I	II	III
第1因子：将来への不安（$\alpha=.72$）				
自分の将来に対して漠然と不安になること		.99	.04	.07
進学や就職など今後の活動が心配になること		.76	-.01	-.03
再発するかもしれないと心配になること		.39	.24	.17
第2因子：病気に関わる対人関係の困難（$\alpha=.73$）				
周囲の人や環境になじむこと		.31	.75	-.14
病気の経験を人に説明すること		-.10	.73	-.24
治療の影響で体型が変化したこと		-.28	.67	.25
周囲の人が病気について誤解していること		.26	.53	.07
第3因子：身体状態に関する困難（$\alpha=.75$）				
病気前より体力や筋力が落ちたこと		-.14	.16	.89
階段の昇降，場所を移動すること		.22	-.21	.68
風邪や感染症などに罹りやすくなったこと		.09	-.06	.55
	因子間相関	I	II	III
	I	1.00		
	II	.36	1.00	
	III	.11	.63	1.00

　最尤法プロマックス回転による因子分析を行い，共通性の低い項目，因子負荷量が基準値（.40）に満たない項目，両因子に高い因子負荷量（.40）を示した項目を除外し，再度分析を行った。その結果，3因子10項目が抽出された。第1因子は，"今後の生活や将来に対して不安になること"など，これから先の自身の状態や生活に対する不安や心配に関連する項目で構成され，「将来への不安」と命名した。第2因子は，"周囲の人や環境になじむこと"など病気を経験したことで生じた周囲との関係性の戸惑いを示す項目で構成され，「病気に関わる対人関係の困難」と命名した。第3因子は，"病気前より体力や筋力が落ちた"など病気により変化した自身の身体の様子に関する項目で構成され，「身体状態に関する困難」と命名した（Table 3-4）。

3.3. 患者の属性による退院後に抱える困難の差異

　小児がん患者の属性により退院後に抱える困難に差異が見られるかを検討

するために，患者の属性を独立変数，退院後の困難を従属変数とし，2群間比較には Mann-Whitney のU検定，3群以上の比較には Kruskal-Wallis 検定を行った。群間に有意差が見られた際は，Steel-Dwass 法による多重比較を行った（Table 3-5）。その結果，大学生以上の患者は中学生患者や高校生患者よりも将来への不安を強く感じていること（$p=.001$），罹病期間が5年以上の患者は，5年未満の患者よりも将来への不安（$p=.001$）や病気に関わる対人関係の困難（$p=.01$）を感じていることが示された。また，現在の体調が非常に良いとする患者はやや良いとする患者よりも将来に対する不安が少ないことが示された（$p=.04$）。性別や発症時期，がん種，治療内容に関しては，有意な差は見られなかった。

　一般的に，進学や就職，結婚など将来への不安は，大人になるにつれ増加すると考えられる。本研究においても，将来への不安に関して，調査時年齢による差異が見られた。そのため，その他で有意差の見られた罹病期間と現在の体調に関して，調査時年齢を共変量とした共分散分析を行った。その結果，罹病期間は有意であったが（$p=.006$），現在の体調については有意差が見られなかった。

3.4. 患者の属性，退院後に抱える困難と適応との関連

　次に，患者の属性，退院後に抱える困難と日常生活における苦痛度，人生に対する満足感の関連性を検討するために Pearson の積率相関係数を算出した（Table 3-6）。その結果，退院後に抱える困難と日常生活における苦痛度に有意な正の相関がみられた（困難合計：$r=.67, p<.001$；将来への不安：$r=.45, p<.001$；病気に関わる対人関係の困難：$r=.42, p<.01$；身体状態に関する困難：$r=.32, p<.05$）。また，年齢が高いほど日常生活における苦痛度が高いことも示された（$r=.29, p<.05$）。退院後に抱える困難と人生に対する満足感に関しては，困難の合計（$r=-.29, p<.05$）と身体状態に関する困難（$r=-.42, p<.01$）において有意な負の相関が示された。また，男性を0，女性を1に変換してスピアマンの順位相関係数を算出した結果，有意な負の

Table 3-5 寛解状態にある小児がん患者における退院後の困難得点の平均値と標準偏差

		n	困難合計 Mean (SD)	p	将来への不安 Mean (SD)	p	病気に関わる対人関係の困難 Mean (SD)	p	身体状態に関する困難 Mean (SD)	p
性別	男性	25	21.36 (4.26)	0.93	5.80 (1.98)	0.21	8.40 (2.55)	0.75	7.16 (1.70)	0.91
	女性	22	22.14 (4.52)		6.73 (2.27)		8.23 (3.19)		7.18 (2.97)	
調査時年齢	中学生	22	21.36 (3.87)	0.21	5.18 (1.99)	0.001 大学生以上＞中学・高校生	8.82 (2.68)	0.24	7.36 (2.11)	0.93
	高校生	11	19.91 (5.07)		5.91 (1.76)		7.00 (2.24)		7.00 (3.16)	
	大学生以上	14	23.71 (3.97)		8.14 (1.29)		8.57 (3.32)		7.00 (2.15)	
発症時期	幼少期	24	21.36 (4.90)	0.52	6.25 (1.92)	0.88	8.58 (2.96)	0.45	6.54 (2.52)	0.08
	思春期	23	22.09 (3.78)		6.22 (2.41)		8.04 (2.74)		7.83 (2.01)	
罹病期間	5年未満	15	21.13 (3.44)	0.36	4.33 (1.54)	0.001 5～10年，10年以上＞5年未満	9.33 (2.19)	0.01 5～10年，10年以上＞5年未満	7.47 (1.51)	0.09
	5年以上10年未満	17	22.18 (2.10)		7.47 (1.42)		6.71 (2.39)		8.00 (2.55)	
	10年以上	15	21.80 (6.69)		6.73 (2.12)		9.13 (3.18)		5.93 (2.43)	
がん種	白血病	30	21.67 (4.51)	0.18	6.00 (2.26)	0.16	8.00 (2.68)	0.08	7.67 (2.12)	0.10
	悪性リンパ腫	51	9.60 (3.71)		6.20 (3.03)		7.20 (3.35)		6.20 (0.45)	
	ウィルムス腫瘍	52	5.40 (2.41)		6.23 (0.45)		9.80 (3.03)		9.40 (1.67)	
	脳腫瘍	4	23.50 (1.73)		8.50 (0.58)		11.50 (1.73)		3.50 (0.58)	
	神経芽腫	3	17.33 (4.04)		5.67 (1.15)		6.67 (1.15)		5.00 (1.73)	
治療内容	化学療法単独	26	21.42 (4.58)	0.57	6.00 (2.40)	0.48	8.00 (2.61)	0.43	7.42 (2.12)	0.33
	複合的治療	21	22.10 (4.13)		6.52 (1.81)		8.71 (3.12)		6.86 (2.63)	
現在の体調	やや悪い	22	3.01 (0.52)	0.2	7.00 (0.00)	0.04 やや良い＞非常に良い	7.00 (0.00)	0.58	9.12 (1.53)	0.32
	やや良い	6	23.33 (1.52)		68.00 (0.89)		7.50 (2.95)		7.83 (3.60)	
	非常に良い	39	21.41 (4.69)		5.92 (2.21)		8.51 (2.89)		7.83 (3.60)	

Table 3-6　患者の属性, 退院後に抱える困難と適応の相関係数

	日常生活における苦痛度	人生に対する満足感
困難の合計	.67***	-.29*
将来への不安	.45***	-.15
病気に関わる対人関係の困難	.42**	.02
身体状態に関する困難	.32*	-.42**
性別[ab]	.17	-.35*
調査時年齢	.29*	-.08
診断時年齢	.26	-.12
罹病期間	.04	.04
治療内容[ac]	.14	.19
現在の体調	.10	.44**

[a] スピアマンの順位相関係数　　　　　　　　　　　　 *$p<.05$, **$p<.01$, ***$p<.001$
[b] 男性を0, 女性を1に変換
[c] 単一治療を0, 複合治療を1に変換

Table 3-7　患者の属性を統制した退院後に抱える困難と適応の偏相関係数

	日常生活における苦痛度	人生に対する満足感
困難の合計	.67***	-.25
将来への不安	.49**	.14
病気に関わる対人関係の困難	.45*	-.09
身体状態に関する困難	.33*	-.43*

*$p<.05$, **$p<.01$, ***$p<.001$

相関が示された ($r=-.35, p<.05$)。さらに, 現在の体調と人生に対する満足感において有意な正の相関が示された ($r=.44, p<.01$)。

患者の属性 (性別, 年齢, 罹病期間, 治療内容, 現在の体調) を統制した偏相関係数を算出した結果 (Table 3-7), 退院後に抱える困難と日常生活における苦痛度に有意な正の相関がみられ (将来への不安: $r=.49, p<.01$; 病気に関わる対人関係の困難: $r=.45, p<.05$; 身体状態に関する困難: $r=.33, p<.05$), 身体状態に関する困難と人生に対する満足感に有意な負の相関がみられた ($r=-.43, p<.05$)。

第 4 項　考察

　本研究の結果，寛解状態にある小児がん患者が退院後に抱える困難として，将来に対する不安，病気に関わる対人関係の困難，身体状態に関する困難の 3 つの因子が抽出された。研究 1‒1 の質的内容分析において抽出された身体的な困難や行動上の困難は，研究 1‒2 の因子分析において，身体状態に関する困難として，一つの因子にまとめて解釈できることが示された。また，研究 1‒1 においては，身体的な困難や行動上の困難の発言頻度が多かったが，研究 1‒2 の因子分析においては，将来に対する不安が第一因子として抽出された。米川・谷川・文屋（1997）は，小児がん患者が抱える心配事として，身体面に関する件数よりも心理的な不安の件数の方が多いことを報告している。小児がんという「身体疾患」に罹患し，厳しい治療を行ったことから，患者の家族，教師や医療者など患者の周囲の人々は，患者の体調や日常の活動に注意が向きやすい。しかし，本研究で示されたように，寛解状態にある小児がん患者は，日常生活を送る上で，将来への不安を強く感じている。したがって，身体面の困難だけでなく，心理的な不安に対しても配慮していくことが重要であり，たとえば，外来受診時に，医学的検査や診察と併せて，心理士による心理アセスメントや介入を行うなどの体制を整えることが重要であると考えられる。第 1 章で述べたように，他の小児慢性疾患患者においても，将来的な病状の見通しが立たないことなどの将来への不安を抱えたり，周囲の人が病気を理解してくれない，病気を他者にどう伝えたらいいかわからないなどの対人関係で困難を抱えている（平賀他，2003；谷川他，2009）。また，ステロイドやインスリン治療を行うことによって体調が不安定になったり体型が変化してしまうこと，心臓の手術を行うことで身体に傷がついたり体力が落ちることなど，身体面に関する困難も抱えている。したがって，本研究で明らかにされた小児がん患者が退院後に抱える困難は，他小児慢性疾患患者にも共通して見られる困難である可能性が考えられる。

一方，慢性腎疾患や心疾患，糖尿病などの他の慢性疾患患者は，日常の療養行動に関わる困難を非常に多く抱えることが指摘されている（谷川他，2009）。しかし，本研究の結果，研究1-1においては「苦痛を伴う治療を受けること」，「通院や副作用で学校や会社を休むこと」などの治療に関する項目が抽出されたものの，研究1-2の因子構造の検討では，それらの項目は除外された。このことから，小児がん患者も療養行動にまつわる困難を経験してはいるものの，「小児がん患者の抱える困難」全体の中では，特徴的な概念ではないことが示唆される。このように，療養行動にまつわる困難の経験の程度の差は，小児がん患者と他の慢性疾患患者における違いであると考えられる。

本研究の対象者と同年代にあたる健常な児童・青年が日常生活の中で経験するストレッサーに関しては，友人や家族，教師などの対人関係が多く挙げられている（岡安他，1992；久田・丹羽，1987；菊島，1999）。つまり，小児がんに罹患せずとも，日常生活を送る上で，対人関係に関する困りごとは経験しうるものであると考えられる。しかし，健常者が経験する対人関係の困難は，「友達とけんかした」，「意見が合わなかった」などであるが，小児がん患者が経験する対人関係の困難は，病気やその治療の影響で生じた対人関係の難しさである。また，一般的に，思春期や青年期は，急速な発育による外見や身体能力などの変化に関心が高まったり（駒松，1999），将来の進路などについて悩み始める時期である。そのため，病気を経験していない同年代の者も，身体面や将来に関して不安を抱える可能性は十分に考えられる。しかし，小児がん患者は，治療の副作用や晩期合併症，再発の可能性などを抱えているため，これらの問題に対してよりはっきりと直面化させられるだろう。谷川他（2009）は，思春期や青年期は，健康な場合でも心理的に不安定な時期であり，このような時期に小児がんに罹患することは，その不安定さに拍車をかけることを指摘している。たとえば，同年代の仲間が自分をどう受け入れてくれるかで四苦八苦しやすい時期に，病気の治療で長期間学校を休んだり

することは，周囲に溶け込むことをより一層難しくさせる。これらの知見を踏まえると，小児がん患者も健常者も，日常の同じような場面で困難を抱えやすいと考えられ，特に小児がん患者は，病気を経験したことがそれらの場面において困難を生じさせるきっかけになっているのではないかと推察される。

　退院後に抱える困難について，患者の属性の違いによる特徴を検討した結果，患者の年齢，罹病期間，現在の体調において有意な差が見られたものの，年齢を共変量に入れると，現在の体調には有意な差は見られなくなった。まず，将来への不安については，年齢が高い患者ほど，また，罹病期間が長い患者ほど多く抱えていることが示された。大人になるにつれて，進学，就職や結婚など，自分自身の進路選択が身近な問題になる（谷口，2004）。そのため，年齢の高い小児がん患者ほど，病気に関する今後の不安と自身の将来に関する不安が相まって，将来に対する不安を強く抱くと考えられる。また，罹病期間の長い患者は，病気と付き合いながら日常生活を過ごしてきた期間も長い。患者の年齢に関わらず，治療が終了しても，病気や治療の影響で日常生活が妨げられるような経験を積み重ねることで，将来に対する不安が積み重なっていく可能性が考えられる。健康状態については，体調の良い患者の方が将来に対する不安は低いことが示されたものの，患者の年齢を共変量として検討したところ，体調による違いは見られなくなった。このことから，将来の不安の抱えやすさについては，現在の体調よりも，患者の年齢や罹病期間の長さの方が重要であると考えられる。病気に関わる対人関係の困難については，罹病期間の長い患者の方が多く経験していることが示された。特に，病気の経験を人に説明することの難しさや，周囲の人が病気について誤解していることなどは，病院から離れた環境で，病気に直接関わることのない人たちと過ごすほど経験しやすくなる。小児医療の中で，小児がんは重要な疾病として位置づけられているものの，認知度が高いとは言い難い（福島・東樹・佐藤・武田・上別府，2009）。小児がんに対する偏見も存在しているた

め，誰に，どこまで，どのように伝えるかについては，長期にわたり，患者の悩みの種になっていると考えられる。身体状態に関する困難については，患者の属性による違いは見られなかった。一般的に，身体的な障害や重度の晩期合併症がない限り，治療が終了し時間が経つにつれ，徐々に体力や体調は回復してくると言われている。また，日常の活動を行う中で，徐々に身体を動かすことも苦ではなくなっていくと考えられる。しかし，患者の属性により差がみられなかったことから，年齢や時間経過に関わらず，長期にわたり，身体状態の困難を経験していることが示唆された。本研究は，患者の主観的評価による回答を求めたため，実際に体力が回復していたり，身体機能が改善していたとしても，退院直後に強く感じた「病気になる前よりも悪い状態」という評価が払拭されていない可能性が考えられる。入院前と退院直後の自身を比較して，自己イメージが大きく変化したり，自尊感情が低下する患者は少なくない（Servitzoglou et al., 2008）。時間経過とともに出来ることは増えていくため，回復して出来るようになったことを一つ一つ確認し，成功体験を積んでいくことが重要であると考えられる。

　小児がん患者が退院後に抱える困難は，退院後の適応とどのように関連しているのかを検討した結果，退院後の困難が多いほど，また，患者の年齢が高いほど，日常生活における苦痛度が高いことが示された。病気の罹患に関わらず，大人になるほど活動範囲が広がり，経験する出来事も増えていくため，日常生活で辛い思いをする確率は高くなると考えられる。さらに，小児がん患者は，大人になるほど将来への不安や対人関係の困難を抱えやすくなることが示されている。つまり，退院後の困難を多く抱えている年齢の高い小児がん患者は，特に日常生活での苦痛を感じやすいと考えられるため，これらの患者に対する支援を充実させていく必要があると考えられる。満足感については，全体的に困難の経験が少なく，特に身体状態に関する困難が少なかったり，現在の体調が良好であると，患者の満足感が高いことが示された。このことから，長期にわたり病気や治療の副作用で苦しめられた患者に

とって，体調が良く，思い通りの活動ができることは，病気を克服し，健康で元気な自分を取り戻すための重要な要素であると考えられる。また，男性よりも女性患者の方が満足感が低いことも示された。女性の方がボディイメージに対して敏感であり，ストレスを抱えやすいため（西沢・冨澤・五十嵐, 2006），治療の副作用で太ったり，髪の毛がない状態などに対する嫌悪感が強いと考えられる。

さらに，患者の属性の影響を除いても，退院後に困難を多く経験すると日常生活における苦痛度が高く，身体状態に関する困難が少ないほど人生に対する満足感が高いことが示された。これらのことから，退院後に抱える困難自体が患者の適応に強い影響を及ぼすと考えられる。したがって，寛解状態にある小児がん患者の日常生活における苦痛度を低減させるためには，退院後に経験する困難を取り除くことが重要である可能性が示唆された。一方で，小児がん患者の満足感を向上させるには，身体状態に関する困難を取り除いていく必要があることが示唆された。

本研究の限界点として，サンプル数が少ないこと，対象者の疾患や病気の経過など個人属性に偏りがあることが挙げられる。今後は，属性の偏りが生じないようなサンプリングを行いながら対象者を増やし，さらなる検討を行っていく必要があるだろう。また，本研究で対象となった小児がん患者と同年代の健常者や他疾患患者との比較を行っていないため，本論文で得られた知見が，小児がん患者特有の結果なのか，健常者や他慢性疾患患者にも共通しているのかを厳密に明らかにすることはできない。今後は，本論文で得られた知見をもとに，健常者や他慢性疾患患者との比較を行い，小児がん患者独自の特徴について詳細に検討していく必要があるだろう。

第4節　本章のまとめ

本章で得られた知見に関して，重要な点を以下にまとめる。

（1） 寛解状態にある小児がん患者は，将来に対する不安，病気に関わる対人関係の困難，身体状態に関する困難を抱えている。

（2） 寛解状態にある小児がん患者は，退院直後だけでなく，長期にわたって困難を経験しており，将来の不安や病気に関わる対人関係の困難は，年齢が上がるほど多くなる。

（3） 退院後の生活の中で多くの困難を抱えることが，寛解状態にある小児がん患者の適応を妨げる。

第4章 寛解状態にある小児がん患者における病気のとらえ方の特徴

第1節 本章のねらい

　自分の病気や身体の状態をどのようにとらえているかという認知的な解釈が，患者の QOL，心理状態，治療終了後の健康行動などに影響を及ぼすことが指摘されている (Leventhal et al., 1992)。しかし，先行研究の多くが成人を対象としており，小児を対象とした検討は未だ不十分である (Currier et al., 2009)。そこで本章では，寛解状態にある小児がん患者の退院後の心理社会的適応に影響を及ぼす要因として，病気体験に対する個人の評価，すなわち，小児がん患者における病気のとらえ方に焦点を当てた検討を行う。具体的には，寛解状態にある小児がん患者における病気のとらえ方の特徴を明らかにすること，また，それらが患者の退院後の心理社会的適応とどのような関連があるのかを検討することを目的とする。

第2節 寛解状態にある小児がん患者における病気のとらえ方の特徴（研究2）

第1項 目的

　寛解状態にある小児がん患者の病気のとらえ方について，その内容を具体的に抽出し，それらが退院後の患者の適応をどの程度予測するか検討する。

第2項　方法

2．1．調査対象者

　東京都内の私立総合病院，および，九州地区の大学病院の小児科外来に通院中の小児がん患者を対象とした。対象者の適格基準は，（1）病理組織学的に小児がんと確定診断され，治療を受けた者，（2）病名が告知されていること，（3）入院治療が終了していること，（4）寛解状態であることであった。除外基準は，研究の趣旨を理解するのが困難な者であった。

2．2．調査時期

　2009年3月から10月にかけて調査を実施した。

2．3．手続き

　小児科外来において，調査候補患者およびその保護者に対して主治医より口頭で研究の趣旨について説明がなされ，面接者から研究の詳細な説明を受けることに関する承諾を得た。その後，面接者により，研究の趣旨，プライバシーの保護，中断・拒否の権利について記された用紙をもとに説明がなされた。患者と保護者へ書面による同意を求め，同意の得られた患者に対して半構造化面接調査を実施した。なお，面接は，個人のプライバシーが保たれる病院内の静かで落ち着いた場所で行った。

　本研究の適格基準を満たす小児がん患者30名に対して，外来受診時に本研究の趣旨を説明した上で，調査への協力を依頼した。30名中，3名が「忙しい」こと，1名が「面接を受けたくない」こと，1名が「病気の経験を覚えていない」ことを理由に調査を拒否した。25名に対して面接調査，および，質問紙調査を実施した。そのうち，4名の対象者の質問紙に回答不備が見られたため，分析から除外した。

2．4．倫理的配慮

　本研究は，調査実施場所となる病院の研究倫理審査会，および，早稲田大学の人を対象とする研究に関する倫理審査会にて承認を得て，実施された。

2.5. 調査内容

以下の項目について半構造化面接，および，質問紙による回答を求めた。

（1）フェイスシート　調査対象者の性別，調査時年齢，診断時年齢，がん腫を尋ねた。

（2）小児がん患者における病気のとらえ方　半構造化面接において，小児がん患者が自身の病気についてどのようにとらえているのか，どのような印象をもっているのかを調べるために「病気になったことについてどう思いますか。良かったこと，悪かったことなどを述べてください。」と質問し，具体的に内容を聴取した。面接調査は，臨床心理学を専攻する大学院生1名と臨床心理士1名で実施された。本研究の目的に沿うように検討してインタビューマニュアルを作成し，さらに，インタビューの一貫性を保つため，事前に面接者間でトレーニングを行い，聞き取る内容やインタビューの進め方について詳細な確認を行った。

（3）小児がん患者の健康関連 QOL　Pediatric Quality of Life Inventory 4.0（Varni, Seid, & Kurtin., 2001）の日本語版（Kobayashi, & Kamibeppu, 2010）を使用した。Peds-QL は，身体的項目（8項目），感情の機能（5項目），社会的機能（5項目），学校（5項目）の4つの下位尺度，23項目により構成されている子どもの健康関連 QOL 尺度である。Peds-QL では，実生活の各側面で，患者がどの程度思い通りの生活を送っているかを測定している。

2.6. 分析方法

病気のとらえ方に関する構成要素を抽出するために，質的内容分析を行った。また，患者の属性により病気のとらえ方にどのような違いが見られるのかを検討するために，Fisher の直接確率検定を行った。また，患者の属性により健康関連 QOL にどのような違いが見られるのかを検討するために，患者の属性を独立変数，健康関連 QOL 得点を従属変数とし，2群間比較には Mann-Whitney のU検定，3群以上の比較には Kruskal-Wallis 検定を行った。さらに，病気のとらえ方が健康関連 QOL をどの程度説明できるか検

討するため，病気のとらえ方の各項目をダミー変数に変換したものを説明変数，Peds-QL の下位尺度得点を目的変数とする重回帰分析を行った。すべての統計的分析は SPSS ver.15.0 for Windows，あるいは，R 2.10.1 for Windows を使用して行った。

第3項 結果

3.1. 調査対象者の背景

対象となった21名（Table 4-1）のうち，男性は7名，女性は14名であった。調査時の平均年齢は，15.8±2.1歳（13-18歳），診断時の平均年齢は8.8±4.3歳（0-15歳），平均罹病期間は7.1±3.6年（2-21年）であった。対象者のがん腫は，急性リンパ性白血病が14名（67.0%），悪性リンパ腫が4名（19.0%），骨肉腫が2名（10.0%），急性骨髄性白血病が1名（5.0%）であった。すべての患者が化学療法を実施（100%）しており，放射線療法は6名（24.0%），手術は4名（16.0%）が実施していた。再発経験者は2名（10.0%）だった。

3.2. 寛解状態にある小児がん患者の病気のとらえ方の特徴

すべてのインタビューの逐語録をテキスト化し，先行研究の分析手続き（Hirai et al., 2006；Yoshida et al., 2010）に基づいて質的内容分析を行った。まず，臨床心理学を専攻する大学院生2名が，研究のテーマに関連する発言を文節単位ですべて抽出した。その後，心理学者と小児科医の指導を受けながら，内容の類似点，および，相違点に基づいてその特性を概念化し，カテゴリーを作成した。またカテゴリー化したすべての概念について定義を明確化した。最後に，対象者の発言がいずれの概念に該当するかについて，4名の心理系大学学部生が独立に判定を行った。判定は各概念の定義に沿って行った。独立して行った判定が一致しなかった際には，議論を行い，結論を得た。最終的に11の構成概念を抽出した（Table 4-2）。内容分析の判定者による構成概念の判定の一致率は83.1%であり，実質的に一致した見解とみなすことができた。

Table 4-1　対象者の属性

	N	%
調査時年齢	$M \pm SD$ (Range)	15.8±2.1 (13-18)
中学生	14	67
高校生	6	29
大学生以上	1	5
診断時年齢	$M \pm SD$ (Range)	8.8±4.3 (0-15)
幼少時発症	11	52
思春期発症	10	48
罹病期間	$M \pm SD$ (Range)	7.1±3.6 (2-21)
5年未満	6	29
5年以上10年未満	10	48
10年以上	5	24
性別		
男性	7	33
女性	14	67
がん種		
白血病	15	71
悪性リンパ腫	4	19
骨肉腫	2	10
治療内容		
化学療法	21	100
放射線療法	6	29
外科手術	4	19
再発		
あり	2	10
なし	19	90

　Table 4-2 は抽出された概念のリストを示したものである。これを見ると，多くの患者が，病気をきっかけに，「周囲（家族，友達）との関係性が良くなった（N=10, 48%）」，入院や治療を通じて，「色々な人と出会えた（N=7, 33%）」など，対人関係に良好な変化をもたらしたことを挙げている。また，「視野，考え方が広がった（N=6, 29%）」，「日常の行動が変化した（N=6, 29%）」などのように，自身の考え方や行動など個人内にもさまざまな変化をもたらしたことを挙げている。このように，対人関係や個人内に肯定的な変化をもたらしたと評価する患者がいる一方で，「どうして自分がこんな目

Table 4-2 病気のとらえ方に関する11の概念

Items	N	%
1）周囲（家族，友達）との関係が良くなった	10	48
2）色々な人と出会えた	7	33
3）貴重な体験だと思う	4	19
4）どうして自分がこんな目に遭うのだろう	6	29
5）視野，考え方が広がった	6	29
6）人の痛みがわかるようになった	3	14
7）日常の行動が変化した	6	29
8）特に何とも思わない，深刻に考えたことがない	5	24
9）医学的な知識が増えた	4	19
10）将来の夢のきっかけになった	3	14
11）病気になったのは仕方ない，諦めている	1	5

に遭うのだろう（$N=6, 29\%$）」などの否定的な評価をする患者や，「特に何とも思わない，深刻に考えたことがない（$N=5, 24\%$）」など特別な印象を抱いていない患者がいることも明らかになった。

3.3. 患者の属性による病気のとらえ方，および，健康関連 QOL の差

患者の属性により，病気のとらえ方，および，健康関連 QOL 得点にどのような違いが見られるのかを検討するために，患者の属性と病気のとらえ方に関して Fisher の直接確率検定を行った（Table 4-3）。また，患者の属性を独立変数，健康関連 QOL 得点を従属変数とし，2群間比較には Mann-Whitney のU検定，3群以上の比較には Kruskal-Wallis 検定を行った（Table 4-4）。その結果，病気のとらえ方，および，健康関連 QOL 得点に関して，患者の属性による有意な差は見られなかった。

3.4. 病気のとらえ方が健康関連 QOL に及ぼす影響

病気のとらえ方が健康関連 QOL をどの程度説明できるかを検討するため，病気のとらえ方の各項目をダミー変数に変換したものを説明変数，Peds-QL の下位尺度得点を目的変数とする重回帰分析を行った（Table 4-5）。その結果，病気のとらえ方によって，QOL のいずれの下位因子の30～40％が説明できることが示されたが，いずれも有意な値ではなかった。また，「なぜ自

Table 4-3 患者の属性による病気のとらえ方の差異

性別・がん種・調査時年齢

Items	男性 (N=7) N	%	女性 (N=14) N	%	p	白血病 (N=15) N	%	悪性リンパ腫 (N=4) N	%	骨肉腫 (N=2) N	%	p	平均以下 (N=11) N	%	平均以上 (N=10) N	%	p
1) 周囲（家族，友達）との関係が良くなった	4	57	6	43	0.66	7	47	2	50	1	50	1.00	4	36	6	60	0.40
2) 色々な人と出会えた	4	57	3	21	0.15	4	27	1	25	2	100	0.18	3	27	4	40	0.66
3) 貴重な体験だと思う	1	14	3	21	1.00	2	13	2	50	0	0	0.18	2	18	2	20	1.00
4) どうして自分がこんな目に遭うのだろう	0	0	3	21	0.52	2	13	1	25	0	0	0.66	1	9	2	20	0.59
5) 視野，考え方が広がった	2	29	4	29	1.00	4	27	2	50	0	0	0.58	2	18	4	40	0.36
6) 人の痛みがわかるようになった	1	14	2	14	1.00	3	20	0	0	0	0	1.00	2	18	1	10	1.00
7) 日常の行動が変化した	3	43	3	21	0.35	3	20	2	50	1	50	0.32	3	27	3	30	1.00
8) 特に何とも思わない，深刻に考えたことがない	3	43	2	14	0.28	2	13	1	25	1	50	0.32	2	18	2	20	1.00
9) 医学的な知識が増えた	2	29	2	14	0.57	3	20	1	25	0	0	1.00	2	18	2	20	1.00
10) 将来の夢のきっかけになった	0	0	3	21	0.52	3	20	0	0	0	0	1.00	0	0	3	30	0.09
11) 病気になったのは仕方ない，諦めている	1	14	0	0	0.33	0	0	1	25	0	0	0.29	0	0	1	10	0.48

発症時期・罹病期間

Items	幼少期 (N=11) N	%	思春期 (N=10) N	%	p	5年未満 (N=6) N	%	5年以上10年未満 (N=10) N	%	10年以上 (N=5) N	%	p
1) 周囲（家族，友達）との関係が良くなった	4	36	6	60	0.40	4	67	4	40	2	40	0.63
2) 色々な人と出会えた	5	45	2	20	0.36	2	33	3	30	2	40	1.00
3) 貴重な体験だと思う	1	9	3	30	0.31	1	17	1	10	2	40	0.42
4) どうして自分がこんな目に遭うのだろう	1	9	2	20	0.59	2	33	1	10	0	0	0.40
5) 視野，考え方が広がった	1	9	5	50	0.06	2	33	3	30	1	20	1.00
6) 人の痛みがわかるようになった	1	9	2	20	0.59	0	0	2	20	1	20	0.57
7) 日常の行動が変化した	3	27	3	30	1.00	2	33	2	20	2	40	0.70
8) 特に何とも思わない，深刻に考えたことがない	3	27	1	10	0.59	1	17	3	30	0	0	0.65
9) 医学的な知識が増えた	2	18	2	20	1.00	2	33	2	20	0	0	0.53
10) 将来の夢のきっかけになった	1	9	2	20	0.59	2	33	1	10	0	0	0.40
11) 病気になったのは仕方ない，諦めている	0	0	1	10	0.48	0	0	1	10	0	0	1.00

Table 4-4　Peds-QL の平均得点と標準偏差

	n	身体的機能	p	情緒的機能	p	社会的機能	p	学校の機能	p
年齢									
女性	14	80.13(18.53)	.35	79.29(16.27)	.52	86.43(13.93)	.73	96.43 (9.07)	97
男性	7	68.75(27.30)		70.00(25.82)		87.86(15.51)		92.86(12.20)	
調査時年齢									
平均以下	11	74.15(23.46)	.59	75.00(23.26)	.94	84.55(16.58)	.56	67.73(21.36)	.28
平均以上	10	78.75(18.37)		77.50(13.65)		89.50 (9.07)		79.50 (9.60)	
発症時期									
幼少期	11	79.83(23.53)	.24	78.18(20.65)	.57	87.27(17.52)	.45	95.45(10.11)	.94
思春期	10	72.50(20.35)		74.00(19.69)		86.50(10.01)		95.00(10.54)	
罹病期間									
5年未満	7	66.96(24.60)		72.14(20.79)		83.57 (9.88)		92.86(12.20)	
5年以上10年未満	9	80.56(21.81)	.35	77.22(20.63)	.88	89.44(13.10)	.33	94.44(11.02)	.60
10年以上	5	81.88(21.84)		80.00(20.31)		87.00(21.68)		100.00 (0)	
がん種									
白血病	15	74.58(22.78)		77.33(18.79)		86.33(14.94)		95.00(10.35)	
悪性リンパ腫	4	85.16(10.00)	.90	67.50(45.96)	.96	87.50(17.68)	.98	100.00 (0)	.86
骨肉腫	2	71.88(39.77)		76.25(14.36)		88.75(13.15)		93.75(12.50)	

Table 4-5　病気のとらえ方が QOL に及ぼす影響

	Pediatric Qualtiy of Life Scale Scores							
	身体的機能		情緒的機能		社会的機能		学校の機能	
	β	R^2	β	R^2	β	R^2	β	R^2
1) 周囲（家族，友達）との関係が良くなった	-.24		.00		.04		.05	
2) 色々な人と出会えた	.01		.29		.28		.25	
3) 貴重な体験だと思う	.15		.26		.21		.48	
4) どうして自分がこんな目に遭うのだろう	-.02		-.29		-.36		-.18	
5) 視野，考え方が広がった	.26		.33		.03		.39	
6) 人の痛みがわかるようになった	-.23	.37	.33	.40	.11	.32	.05	.28
7) 日常の行動が変化した	-.09		.51		-.14		.49	
8) 特に何とも思わない，深刻に考えたことがない	-.38		-.41		-.41		-.06	
9) 医学的な知識が増えた	-.02		.00		.56		.25	
10) 将来の夢のきっかけになった	.02		.38		.06		.29	
11) 病気になったのは仕方ない，諦めている	-.22		-.12		-.22		-.53	

Note. 基準変数＝Pediatric Quality of Life(Peds-QL).
　　　説明変数＝病気のとらえ方

分が病気になったのだろう」「病気になったのは仕方ない」「特に何とも思わない」などのとらえ方は，QOLのいずれの下位因子においても負の影響を及ぼしていること，「色々な人に出会えた」「貴重な体験だと思う」などのとらえ方は，正の影響を及ぼしていることが示されたものの，いずれも有意な値ではなかった。

第4項　考察

本研究の目的は，寛解状態にある小児がん患者を対象として半構造化面接調査を実施し，病気のとらえ方に関する構成概念を明らかにすること，また，病気のとらえ方が患者の適応に及ぼす影響を検討することであった。

質的内容分析の結果，病気に対するとらえ方について11の概念が抽出された。友人や家族など他者との関係性の向上，自身の考え方や行動の変化，自分の人生への影響など，病気に対する肯定的なとらえ方が多く挙げられた。一方で，病気に罹患したことへの否定的な感情や諦めなども挙げられた。他の小児慢性疾患患者を対象とした研究においても，病気に対するポジティブなとらえ方とネガティブなとらえ方を併せ持っており，それらの間で揺れ動いていることが示されている（仁尾，2008；出射・加藤，2001）。疾患を抱えて生きていかなければいけない衝撃，抵抗や諦め，自身が病気であることを受け入れたくない気持ちなど，病気に対して否定的にとらえることもあれば，意味のある一生活体験ととらえたり，自己を変化・成長させる貴重な体験と評価することもある。このように，長い病気体験の中で，葛藤しながら自分なりに病気とのつきあい方を模索していく様子は，慢性疾患に共通して見られる特徴であると考えられる。

また，本研究で抽出された概念は，欧米の研究で報告されている概念にも同様に見られるものであった（Eiser, Havermans, Craft, & Kemahan, 1995；Carver & Antoni, 2003；Currier et al., 2009；Phipps et al., 2007；Zebrack et al., 2010）。これらのことから，本邦における小児がん患者の病気のとらえ方は，

欧米の小児がん患者の病気のとらえ方と共通する部分が多いと考えられる。一方で，本研究において回答が多かった上位2つの概念は，「周囲（家族，友達）との関係が良くなった」，「色々な人に出会えた」であり，どちらも他者との関係についての概念であったことから，本研究の対象となった小児がん患者は，病気の経験が他者との関係性の変化につながったと最も高く評価していることが示唆された。このことは，自身の考え方や価値観，人生に関する概念の変化が多く挙がる欧米の先行研究の傾向（Phipps et al., 2007）とは異なる。これらの違いは，個人よりも他者との関係性を重んじる日本人の性格や習慣など，文化的背景の違い（Tamura & Lau, 1992）が影響していると考えられる。したがって，本邦における病気のとらえ方の特徴に関して詳細な検討を行っていく必要がある。

　本研究で抽出された病気のとらえ方は，患者の属性によって差が見られないことが示された。先行研究では，年齢が高くなるほど，多面的な病気のとらえ方をするようになること，再発や侵襲的な治療を体験することにより，病気に意味を見出したり，ポジティブなとらえ方をするようになることが指摘されている（Tennen & Affleck, 2002）。一方で，性別や経済状態，がん種や治療内容など患者の属性による違いは見られないとする研究もあり（Currier et al., 2009），一貫した結果は得られていない。疾患の特徴や侵襲的な治療などの要因に限らず，日常生活での経験や周囲からのサポート，告知のされ方なども病気のとらえ方に影響を及ぼす可能性が指摘されていることから（武井・尾形・小澤・盛武・平井・真部・鈴木，2013），本研究で検討した属性以外の要因についても検討を深めていく必要があると考えられる。

　また，本研究において，病気のとらえ方が健康関連QOLをどの程度予測するかについて検討したところ，有意な結果は得られなかった。先行研究では，闘病体験に意味を見出したり，前向きにとらえることが，ストレスフルな状況への適応や，疾患への効果的な対処を促進することが指摘されている（Tennen & Affleck, 2002 ; Sharpe & Curran, 2006）。本研究で得られた分析結果

の数値の傾向としても，前向きなとらえ方が QOL に正の影響を，後ろ向きなとらえ方やあきらめの姿勢などが QOL に負の影響を及ぼす様相が示唆された。しかし一方で，本邦の寛解状態にある小児がん患者の病気のとらえ方は，患者の適応状態に十分な影響を及ぼさないことが示された。欧米の先行研究と異なる結果が得られたことについて，寛解状態にある小児がん患者がおかれている環境の違いが関連している可能性が考えられる。第1章で述べたように，本邦の寛解状態にある小児がん患者に対する支援体制は貧弱である。また，第3章において，本邦の寛解状態にある小児がん患者は，退院後の生活において，さまざまな困難を抱えていることが明らかにされた。つまり，充実した支援を受けられないまま，日常生活においてさまざまな困難を抱え，ストレスフルな状態にある患者が多いことが予想される。そのような状況下では，病気のとらえ方という認知的側面だけでは適応を十分にコントロールできないと考えられる。したがって，寛解状態にある小児がん患者の適応を検討する際は，個人内要因，および，外的要因という両方の視点を考慮していく必要があるだろう。

　本研究の限界点として，サンプル数が少ないことが挙げられる。データ収集の際に，半構造化面接を用いて対象者からできるだけ詳細な聞き取りを行ったこと，分析の際に，少数意見も反映し，病気のとらえ方の概念をできる限り網羅できるような手続きを取ったことから，本研究で抽出した小児がん患者の病気のとらえ方は妥当であったと考えられる。しかし，対象者の年齢や罹病期間も幅広く，がん種など属性にも偏りが見られたため，対象者を増やし，概念抽出のさらなる検討を行う必要があるだろう。また，病気のとらえ方が適応に及ぼす影響を検討するためにダミー変数を使用した重回帰分析を行ったが，いずれにおいても有意な結果は得られなかった。これらの結果，および，本邦における小児がん支援体制の現状を踏まえ，病気のとらえ方は適応に影響を及ぼさないと考えられる。しかし，サンプル数が少ないことによるタイプIIエラーの可能性も否定することはできない。したがって，今後，

サンプルサイズを増やし，病気のとらえ方の頻度だけでなく程度も踏まえた量的な検討を行う必要があると考えられる．さらに，本研究における患者の適応の測定には，Peds-QL 尺度を使用した．Peds-QL は，実生活の各側面で，どの程度思い通りの生活を送れているかを測定するものであり，心理的な辛さについても項目の一部に含まれている．したがって，本論文の他の研究で測定している苦痛度や満足感の指標で測定している「苦痛をマネジメントしながら充実した生活を送れているか」という概念に沿ったものであると考えられる．しかし，測定手法が異なるため，他の研究で測定している患者の適応と完全に同一の概念であるとは言い難く，測定手法を統一した研究結果の比較を行う必要があると考えられる．

第3節　本章のまとめ

本章で得られた知見に関して，重要な点を以下にまとめる．
（1）寛解状態にある小児がん患者は，病気に罹患したことや治療を経験したことについて，「友人や家族など他者との関係が良くなった」，「貴重な体験だと思う」など肯定的なとらえ方をしている．一方で，「なぜ自分がこんな目に遭うのだろう」といった否定的なとらえ方や，「病気になったのは仕方ない，諦めている」などのとらえ方も見られた．
（2）寛解状態にある小児がん患者の病気のとらえ方は，退院後の患者の適応を予測しない．

第5章　寛解状態にある小児がん患者の対処法の特徴

第1節　本章のねらい

　小児がん患者は，退院して日常生活に戻ることにより，医療従事者との接触頻度が減り，適切で迅速なサポートを受けにくくなる。そのため，退院後の生活において困難が生じたときに自ら問題に対処していく力を養っていく必要がある。Maurice-stam, Oort, Last, & Grootenhuis（2009）は，日常のストレスへの対処方略や病気に関連した対処方略が患者の適応状態に強く影響していることを指摘している。Ridder & Schreurs（2001）は，慢性疾患患者の対処方略を改善することが患者の QOL の向上につながることを示している。これらのことから，退院後の小児がん患者が望ましい生活を送るためには，日常生活で生じるさまざまな困難に対処していくこと，また，病気に関する症状に対して適切な対処ができるようになることが重要であると考えられる。しかし，先行研究の大半は，病気への罹患や，侵襲的な治療，治療の副作用などへの対処法について検討しており，病気やその治療が関連した退院後の生活における困難への対処法についての検討は十分になされていない。また，治療中の小児がん患者を対象とした研究が多く，寛解状態にある小児がん患者を対象とした研究は数少ない（Compas et al., 2012）。

　第3章において，寛解状態にある小児がん患者が退院後に抱える困難の具体的内容が明らかにされた。本章（研究3）では，それらの困難に直面したときに，患者がどのような対処法を用いているのかを明らかにし，また，対処法と患者の適応との関連を検討することを目的とする。

第2節　寛解状態にある小児がん患者が用いる対処法に関する概念抽出（研究3-1）

第1項　目的

　寛解状態にある小児がん患者が用いる対処法について，具体的な内容を抽出する。なお，小児がん患者は，抑圧的，あるいは，回避的な対処法を用いやすい傾向にあることが指摘されているため（Phipps & Steele, 2002），小児がん患者のみへの調査では，抽出される対処法に偏りが見られる可能性が考えられる。研究3-1は対処法を幅広く抽出することを目的としているため，医療者に対しても，小児がん患者が取りうる対処法に関してインタビュー調査を行うこととした。

第2項　方法

2．1．調査対象者

　東京都内の私立総合病院，および，九州地区の大学病院の小児科外来に通院中の小児がん患者，および，小児がん患者と関わる支援者を対象とした。小児がん患者の適格基準は，（1）病理組織学的に小児がんと確定診断され，治療を受けた者，（2）病名が告知されていること，（3）入院治療が終了していること，（4）寛解状態であることであった。除外基準は，研究の趣旨を理解するのが困難な者であった。小児がん患者と関わる支援者については，日常業務において寛解状態にある小児がん患者と接する機会のある小児科医，外来看護師，ソーシャルワーカー，臨床心理士を対象に調査を行った。

2．2．調査時期

　2011年10月から12月にかけて調査を実施した。

2.3. 手続き

　小児がん患者に対しては，小児科外来において，医師の紹介のもと調査担当者が研究に関する説明を行った。同意の得られた患者に対し面接調査を実施した。面接は，個人のプライバシーが保たれる病院内の静かで落ち着いた場所で行われた。支援者に対しては，調査担当者が研究に関する説明を行い，同意の得られた者に対して，個別，あるいは，集団形式による面接調査を実施した。

　本研究の適格基準を満たす小児がん患者30名，および，小児がん患者に関わる支援者15名に対して，本研究の趣旨を説明した上で，調査への協力を依頼した。小児がん患者30名中，3名が「忙しいこと」，1名が「面接を受けたくないこと」，1名が「病気の経験を覚えていない」ことを理由に調査を拒否した。また，小児がん患者に関わる支援者15名中，2名が「忙しいこと」を理由に調査を拒否した。最終的に小児がん患者25名，および，支援者13名に対して，面接調査を実施した。

2.4. 倫理的配慮

　本研究は，調査実施場所となる病院の研究倫理審査会，および，早稲田大学の人を対象とする研究に関する倫理審査会にて承認を得て，実施された。

2.5. 調査内容

　研究1で抽出された「寛解状態にある小児がん患者が退院後に抱える心理社会的問題」を提示し，それぞれに関して，①患者に対しては「困難ごとを抱えたとき，それらの解決・苦痛緩和のために，どのような対処をしたか」，②支援者に対しては「患者が困難ごとを抱えたとき，それらの解決・苦痛緩和のために，患者自身はどのようなことができるか」について，自由に回答を求めた。面接調査は，臨床心理学を専攻する大学院生1名で実施された。面接調査の平均時間は58.38±9.25分であった。

2.6. 分析方法

　すべてのインタビューの逐語録をテキスト化し，川喜田（1986）による

KJ法で分類・整理を行った。

第3項　結果と考察

3．1．調査対象者の背景

本研究の対象者の詳細を Table 5-1 に示す。対象となった小児がん患者は25名であった。

性別は男性8名，女性17名であった。調査時の平均年齢は17.0±3.6歳（13-28歳），診断時の平均年齢は8.8±4.1歳（2-15歳），平均罹病期間は8.8±5.7年（2-21年）であった。対象者のがん腫は，急性リンパ性白血病が17名

Table 5-1　対象者の属性

	N	%		N	%
小児がん患者			支援者		
調査時年齢	$M \pm SD$	17.0±3.6	職種		
中学生	12	48	小児科医師	4	31
高校生	7	28	外来看護師	3	23
大学生以上	6	24	ソーシャルワーカー	5	38
診断時年齢	$M \pm SD$	8.8±4.1	臨床心理士	1	8
幼少時発症	14	56	調査時年齢	$M \pm SD$	42.7±9.9
思春期発症	11	44	勤務年数	$M \pm SD$	16.5±7.6
罹病期間	$M \pm SD$	8.8±5.7	小児がん領域経験年数	$M \pm SD$	12.3±7.7
5年未満	7	28	性別		
5年以上10年未満	9	36	男性	3	23
10年以上	9	36	女性	10	77
性別					
男性	8	32			
女性	17	68			
がん種					
白血病	18	72			
悪性リンパ腫	4	16			
骨肉腫	3	12			
治療内容					
化学療法	25	100			
放射線療法	6	24			
外科手術	4	16			
再発					
あり	3	12			
なし	22	88			

(68.0%),悪性リンパ腫が4名(16.0%),骨肉腫が3名(12.0%),急性骨髄性白血病が1名(4.0%)であった。全ての患者が化学療法を実施(100%)しており,放射線療法は6名(24.0%),手術は4名(16.0%)が実施していた。再発経験者は3名(12.0%)であった。

　寛解状態にある小児がん患者と関わる支援者は13名であった。支援者の内訳は,小児科医4名,外来看護師3名,ソーシャルワーカー5名,臨床心理士1名であった。性別は,男性3名,女性10名であった。支援者の平均年齢は42.7±9.9歳(32-63歳),平均勤務年数は16.5±7.6年(5-30年),小児がん患者と関わる仕事についての平均経験年数は12.3±7.7年(3-27年)であった。

3.2. 寛解状態にある小児がん患者が用いる対処法の概念抽出

　すべてのインタビューの逐語録をテキスト化し,臨床心理学を専攻する大学生3名が川喜田(1986)によるKJ法で分類・整理を行った。概念整理の基準は,(1)従来の対処法に関する研究における分類カテゴリーを広く網羅すること,(2)同義の項目を整理し,項目表現に一般性を持たせることであった。インタビューで得られた336項目の対処法に関する発言から,類似する意味内容をもつ発言同士でグループ化を行った。グループとしてまとまりをなさない13項目の発言を除いた323項目から,最終的に20の概念が対処法に関する項目として抽出された(Table 5-2)。

　これらの項目を概観すると,「今の自分にできる範囲で取り組む」,「専門家に相談する」,「解決策を話し合う」などの問題焦点型対処や,「何らかの方法で気持ちを吐き出す」,「気晴らしを行う」,「大丈夫と自分に言い聞かせる」などの情動焦点型対処,「問題を遠ざける」,「仕方がないとあきらめる」,「気にしないようにする」などの回避・逃避型対処といったように,従来の対処法に関する研究(尾関,1993)で明らかにされてきたような対処法が認められた。また,「薬を飲んだり,治療を受ける」,「設備(車イスやエレベーター)や制度(保険や特別支援教育)を利用する」,「同じような経験をした人と話をする」など,小児がんに特化していると考えられる内容の項目も含まれ

Table 5-2　寛解状態にある小児がん患者の対処法に関する20の概念

	発言数	％
1）今の自分にできる範囲で取り組む	63	19.5
2）仕方がないとあきらめる	32	9.9
3）何らかの方法で気持ちを吐き出す	29	9.0
4）時間が解決してくれるのを待つ	24	7.4
5）専門家に相談する	23	7.1
6）問題について前向きに解釈する	22	6.8
7）設備(車イスやエレベーター)や制度(保険や特別支援教育)を利用する	19	5.9
8）気にしないようにする	17	5.3
9）解決策を話し合う	15	4.6
10）自分の気持ちや状況を周囲の人に伝える	14	4.3
11）我慢する	12	3.7
12）気晴らしを行う	11	3.4
13）同じような経験をした人と話をする	11	3.4
14）薬を飲んだり，治療を受ける	9	2.8
15）少しでも楽になるように工夫する	7	2.2
16）問題を遠ざける	5	1.5
17）現状を受け入れる	4	1.2
18）周囲の人に手助けを求める	4	1.2
19）問題の原因を考える	2	0.6
20）大丈夫と自分に言い聞かせる	2	0.6

ていた。したがって，本研究で抽出された対処法に関する項目は，寛解状態にある小児がん患者が用いる対処法の項目内容として幅広く抽出できたと考えられる。

　抽出された項目について，最も発言数が多かった概念は，小児がん患者と支援者に共通して「今の自分にできる範囲で取り組む」であった。また，小児がん患者の中で発言数が多かった概念は，「時間が解決してくれるのを待つ」，「我慢する」などの対処法であった。一方，支援者の中で発言数が多かった概念は，「何らかの方法で気持ちを吐き出す」，「専門家に相談する」，「問題について前向きに解釈する」などの対処法であった（Table 5-3）。これらのことから，対処法に関する項目を抽出する過程において，寛解状態にある小児がん患者とその支援者では，発言する項目に異なる特徴があることが

示唆された。寛解状態にある小児がん患者からは「時間が解決してくれるのを待つ」,「仕方がないとあきらめる」,「我慢する」など現状を受け入れようとする対処法が挙げられたのに対し,支援者からは,「何らかの方法で気持ちを吐き出す」,「専門家に相談する」,「問題について前向きに解釈する」など問題解決的な対処法が多く挙げられた。これら発言内容の違いは,両者の立場の違いによるものと考えられる。つまり,寛解状態にある小児がん患者は,"今"の時点で直面している辛さをどうにかしたいと考えるのに対し,支援者は,これまでの経験も踏まえ,"今から少し先の未来まで"を見通しながら直面している問題への具体的な解決策を案出していると考えられる。

本研究の結果から,寛解状態にある小児がん患者が退院後に抱える困難に

Table 5-3 対処法に関する小児がん患者,および,支援者の発言数

	小児がん患者		支援者	
	発言数	%	発言数	%
1) 今の自分にできる範囲で取り組む	13	15.9	50	20.6
2) 仕方がないとあきらめる	12	14.6	20	8.2
3) 何らかの方法で気持ちを吐き出す	12	14.6	27	11.1
4) 時間が解決してくれるのを待つ	13	15.9	11	4.5
5) 専門家に相談する	2	2.4	21	8.6
6) 問題について前向きに解釈する	2	2.4	20	8.2
7) 設備(車イスやエレベーター)や制度(保険や特別支援教育)を利用する	7	8.5	12	4.9
8) 気にしないようにする	4	4.9	13	5.3
9) 解決策を話し合う	0	0.0	15	6.2
10) 自分の気持ちや状況を周囲の人に伝える	1	1.2	13	5.3
11) 我慢する	8	9.8	4	1.6
12) 気晴らしを行う	3	3.7	8	3.3
13) 同じような経験をした人と話をする	0	0.0	11	4.5
14) 薬を飲んだり,治療を受ける	7	8.5	2	0.8
15) 少しでも楽になるように工夫する	4	4.9	3	1.2
16) 問題を遠ざける	1	1.2	4	1.6
17) 現状を受け入れる	0	0.0	4	1.6
18) 周囲の人に手助けを求める	1	1.2	3	1.2
19) 問題の原因を考える	1	1.2	1	0.4
20) 大丈夫と自分に言い聞かせる	1	1.2	1	0.4

対して，複数の種類の対処法を用いることができる可能性が示された。今後は，これらの対処法に関して，患者の適応との関連を検討する必要がある。

第3節　寛解状態にある小児がん患者が用いる対処法の因子構造の検討，および，適応との関連（研究3‑2）

第1項　目的

　研究3‑1において，寛解状態にある小児がん患者が退院後に抱える困難に対する複数の対処法が抽出された。しかし，これらの対処法を用いることが，患者の適応とどう関連するかについては明らかにされていない。したがって，研究3‑2では，研究3‑1で抽出された項目をもとに，寛解状態にある小児がん患者の対処法の因子構造を検討する。また，患者の属性による対処法の特徴を検討すること，さらに，患者が用いる対処法と適応との関連性を検討することを目的とする。

第2項　方法

2．1．調査対象者

　東京都内の私立総合病院，および，九州地区の大学病院の小児科外来に通院中の小児がん患者，また，東京都内で開催された小児がんに関する講演会に参加した小児がん患者を対象とした。対象者の適格基準は，（1）病理組織学的に小児がんと確定診断され，治療を受けた者，（2）病名が告知されていること，（3）入院治療が終了していること，（4）寛解状態であることであった。除外基準は，研究の趣旨を理解するのが困難な者であった。

2．2．調査時期

　2011年12月から2012年9月にかけて調査を実施した。

2.3. 手続き

調査協力の得られた病院,および,講演会にて無記名式の質問紙を配布し,郵送にて回収を行った。

2.4. 倫理的配慮

本研究は,調査実施場所となる病院の研究倫理審査会,および,早稲田大学の人を対象とする研究に関する倫理審査会にて承認を得て,実施された。

2.5. 調査項目

以下の項目について質問紙による回答を求めた。

(1) デモグラフィックデータ 調査対象者の性別,調査時の年齢,診断時の年齢,がん種,治療内容,現在の健康状態(1:非常に悪い〜4:非常に良い)について回答を求めた。

(2) 寛解状態にある小児がん患者が用いる対処法 研究3-1で抽出された「寛解状態にある小児がん患者が用いる対処法」に関する概念20項目を用いた。それぞれの項目について,どの程度用いるかを4件法(1:全くしない〜4:よくする)で回答を求めた。

(3) 日常生活における苦痛度 寛解状態にある小児がん患者が日常生活を送る上で,どの程度苦痛を感じているかについて,10段階(1:全く苦痛でない〜10:非常に苦痛である)で評定を求めた。

(4) 人生に対する満足尺度日本語版 Diener et al.(1985)によって作成されたThe Satisfaction With Life Scaleの日本語版(角野,1995)を使用した。この尺度は,過去,現在,未来における人生の評価に関する5項目から構成されている。それぞれの項目に対して7件法(1:全くそうではない〜7:全くそうだ)で回答を求めた。

2.6. 分析方法

寛解状態にある小児がん患者が用いる対処法の因子構造を検討するために,最尤法プロマックス回転による因子分析を行った。また,小児がん患者の属性により用いる対処法に差異が見られるかを検討するために,患者の属性を

独立変数，対処法を従属変数とし，2群間比較には Mann-Whitney のU検定，3群以上の比較には Kruskal-Wallis 検定を行った。群間に有意差が見られた際は，Steel-Dwass 法による多重比較を行った。さらに，患者の属性，対処法と日常生活における苦痛度，人生に対する満足感の関連性を検討するために Pearson の積率相関係数を算出した。

すべての統計的分析は，SPSS Statistics ver. 21.0 for Windows，あるいは，R version 2.15.1 for Windows を使用して行った。

第3項 結果

3.1. 調査対象者の背景

対象となった47名（Table 5-4）のうち，性別は男性25名，女性22名であった。調査時の平均年齢は15.7±5.1歳（12-28歳），診断時の平均年齢は7.8±5.0歳（0-19歳），平均罹病期間は7.9±5.4年（2-21年）であった。対象者のがん腫は，急性リンパ性白血病が30名（64%），悪性リンパ腫が5名（11%），ウィルムス腫瘍が5名（11%），脳腫瘍が4名（9%），神経芽腫が3名（6%）であった。全ての患者が化学療法を実施（100%）しており，外科手術は12名（26%），放射線療法は16名（34%），骨髄移植は4名（9%）が実施していた。

3.2. 寛解状態にある小児がん患者が用いる対処法に関する因子構造の検討

寛解状態にある小児がん患者が用いる対処法として研究3-1で抽出された20項目のうち，フロア効果の見られた2項目を削除した。そして，最尤法プロマックス回転による因子分析を行った。共通性の低い項目，因子負荷量が基準値（.40）に満たない項目，両因子に高い因子負荷量（.40）を示した項目を除外し，再度分析を行った。その結果，3因子11項目が抽出された。第1因子は，"我慢する"，"現状を受け入れる"，"今の自分にできる範囲で取り組む"など，現在直面している問題を受け入れようとする項目で構成されているため，「現状の受け入れ」とした。第2因子は，"問題について前向

Table 5-4 対象者の属性

	N	%
調査時年齢	$M\pm SD$ (Range)	15.7±5.1 (12-28)
中学生	22	47
高校生	11	23
大学生以上	14	30
診断時年齢	$M\pm SD$ (Range)	7.8±5.0 (0-19)
幼少時発症	24	51
思春期発症	23	49
罹病期間	$M\pm SD$ (Range)	7.9±5.4 (2-21)
5年未満	15	32
5年以上10年未満	17	36
10年以上	15	32
性別		
男性	25	53
女性	22	47
がん種		
白血病	30	64
悪性リンパ腫	5	11
ウィルムス腫瘍	5	11
脳腫瘍	4	9
神経芽腫	3	6
治療内容		
化学療法	47	100
外科手術	12	26
放射線療法	16	34
骨髄移植	4	9
現在の体調		
やや悪い	2	4
やや良い	6	13
非常に良い	39	83

きに解釈する"，"自分の気持ちや状況を周囲の人に伝える"など，問題を悲観的にとらえず，良い面を見ていこうとする項目で構成されているため，「良い面の模索」とした。第3因子は，"時間が解決してくれるのを待つ"，"問題を遠ざける"など，今すぐに問題解決をせずにしばらく距離をおこうとするような項目で構成されているため，「問題の先送り」とした（Table 5-5）。

Table 5-5 寛解状態にある小児がん患者が用いる対処法の因子分析の結果

Sample（$N=47$）	Factor lodingItems		
	I	II	III
第1因子：現状の受け入れ（$\alpha=.72$）			
我慢する	.76	.02	-.08
現状を受け入れる	.71	.22	-.07
今の自分にできる範囲で取り組む	.57	.25	.04
大丈夫と自分に言い聞かせる	.52	-.28	.08
何らかの方法で気持ちを吐き出す	.49	-.14	-.21
第2因子：良い面の模索（$\alpha=.51$）			
問題について前向きに解釈する	.34	.60	-.20
自分の気持ちや状況を周囲の人に伝える	.03	.57	.13
気にしないようにする	-.16	.49	.16
第3因子：問題の先送り（$\alpha=.68$）			
時間が解決してくれるのを待つ	.03	.53	.81
問題を遠ざける	-.23	.04	.71
問題の原因を考える	.33	-.49	.60

因子間相関	I	II	III
I	1.00		
II	-.13	1.00	
III	.37	-.67	1.00

3.3. 患者の属性による対処法の差異

　小児がん患者の属性による対処法の差異を検討するため，患者の属性を独立変数，対処法を従属変数とした Mann-Whitney のU検定，もしくは，Kruskal-Wallis 検定を行った。群間に有意差が見られた際は，Steel-Dwass 法による多重比較を行った（Table 5-6）。その結果，中学生の患者は高校生以上の患者よりも対処法を用いることが少ないこと（$p=.001$），大学生以上の患者は，中・高生よりも現状の受け入れを行っていること（$p=.001$），中学生よりも問題の先送りを行っていること（$p=.02$）が示された。また，罹病期間の長い患者の方が対処法を多く用いていること（$p=.01$），特に問題の先送りが多いこと（$p=.02$）が示された。さらに，現在の体調が良好な患者の方が対処法を多く用いており（$p=.001$），特に現状の受け入れが多いことが示された（$p=.01$）。

第5章 寛解状態にある小児がん患者の対処法の特徴

Table 5-6 寛解状態にある小児がん患者における対処法得点の平均値と標準偏差

	n	対処法合計得点 Mean (SD)	p	現状の受け入れ Mean (SD)	p	良い面の模索 Mean (SD)	p	問題の先送り Mean (SD)	p
性別									
男性	25	29.16 (4.80)	0.62	13.24 (2.50)	0.16	8.32 (1.35)	0.28	7.60 (2.61)	0.61
女性	22	28.86 (5.14)		13.45 (4.09)		7.73 (1.98)		7.68 (1.86)	
調査時年齢									
中学生	22	26.18 (5.39)	0.001 大学生以上、高校生＞中学生	11.59 (3.55)	0.001 大学生以上＞中学・高校生	8.00 (2.02)	0.50	6.59 (2.54)	0.02 大学生以上＞中学生
高校生	11	30.64 (2.69)		13.82 (2.68)		8.45 (1.69)		8.36 (1.69)	
大学生以上	14	32.21 (2.46)		15.71 (1.14)		7.79 (0.97)		8.71 (1.44)	
発症時期									
幼少期	24	38.04 (5.45)	0.90	13.88 (3.48)	0.27	14.58 (3.12)	0.59	9.58 (1.25)	0.43
思春期	23	40.30 (4.70)		13.91 (2.67)		16.78 (3.46)		10.17 (1.80)	
罹病期間									
5年未満	15	26.40 (5.87)	0.01 10年以上＞5-10年、5年未満	12.07 (3.84)	0.19	7.87 (2.23)	0.09	6.47 (2.29)	0.02 10年以上＞5年未満
5年以上10年未満	17	28.53 (4.19)		13.12 (3.59)		7.71 (1.57)		7.71 (2.23)	
10年以上	15	32.30 (2.51)		14.87 (1.46)		8.60 (0.99)		8.73 (1.79)	
がん種									
白血病	30	28.30 (5.57)	0.31	12.90 (3.41)	0.29	7.67 (1.40)	0.06	7.73 (2.50)	0.07
悪性リンパ腫	5	32.40 (1.34)		13.60 (3.29)		9.40 (2.51)		9.40 (0.55)	
ウィルムス腫瘍	5	28.80 (3.83)		15.40 (2.51)		7.00 (1.00)		6.40 (1.34)	
脳腫瘍	4	30.00 (4.62)		13.00 (4.62)		9.50 (1.73)		7.50 (1.73)	
神経芽腫	3	29.67 (0.58)		14.33 (1.15)		9.33 (1.15)		6.00 (1.73)	
治療内容									
化学療法単独	26	28.15 (6.00)	0.50	12.81 (3.67)	0.23	7.69 (1.42)	0.37	7.75 (2.67)	0.66
複合的治療	21	30.10 (2.86)		14.00 (2.74)		8.48 (1.81)		7.62 (1.72)	
現在の体調									
やや悪い	2	31.00 (0.00)	0.001 非常に良い＞やや良い	16.00 (2.12)	0.01 非常に良い＞やや良い	7.24 (1.32)	0.40	8.01 (0.23)	1.00
やや良い	6	25.17 (3.54)		9.17 (2.48)		8.33 (2.25)		7.67 (2.88)	
非常に良い	39	29.51 (4.97)		13.85 (3.00)		8.05 (1.64)		7.62 (2.27)	

一般的に，成長・発達に応じて，用いる対処レパートリーが増加することが指摘されているため，調査時年齢以外に有意差のみられた罹病期間と現在の体調に関して，調査時年齢を共変量とした共分散分析を実施した。その結果，罹病期間においては，対処法合計得点（$p=.05$），問題の先送り（$p=.02$）ともに有意であったが，現在の体調に関しては有意な差は見られなかった。

3. 4. 患者の属性，対処法と適応との関連

患者の属性，小児がん患者の対処法と日常生活における苦痛度，人生に対する満足感の関連性を検討するために相関係数を算出した（Table 5-7）。その結果，すべての対処法と日常生活における苦痛度に関連性はみられなかった。人生に対する満足感については，良い面の模索を行うことと有意な正の相関がみられた（$r=.54, p<.001$）。患者の属性（性別，年齢，罹病期間，治療内容，現在の体調）を統制した偏相関係数においても，日常生活における苦痛度とは関連性がみられず，良い面の模索と人生に対する満足感において有意な正の相関がみられた（$r=.53, p<.001$；Table 5-8）。

Table 5-7 患者の属性，対処法と適応の相関係数

	日常生活における苦痛度	人生に対する満足感
対処法合計	.09	.21
現状の受け入れ	.10	.18
良い面の模索	-.11	.54***
問題の先送り	.14	-.21
性別[a][b]	.17	-.35*
調査時年齢	.29*	-.08
診断時年齢	.26	-.12
罹病期間	.04	.04
治療内容[a][c]	.14	.19
現在の体調	.10	.44**

[a]スピアマンの順位相関係数
[b]男性を0，女性を1に変換
[c]単一治療を0，複合治療を1に変換

$*p<.05, **p<.01, ***p<.001$

Table 5-8 患者の属性を統制した対処法と適応の偏相関係数

	日常生活における苦痛度	人生に対する満足感
対処法合計	.08	.25
現状の受け入れ	.08	.18
良い面の模索	.13	.53***
問題の先送り	.06	-.20

$*p<.05, **p<.01, ***p<.001$

第4項 考察

　本研究の目的は，寛解状態にある小児がん患者が用いる対処法の因子構造を検討すること，患者の属性による対処法の特徴を検討すること，さらに，対処法と適応の関連を検討することであった。

　寛解状態にある小児がん患者が用いる対処法の第1因子として抽出された「現状の受け入れ」は，現在直面している問題や辛さを受け入れようとする対処法であった。小児がん患者は，小児がんを発症してからの長い闘病生活の中で，多くのストレスフルな出来事を体験する。病気が判明すると直ちに，自分の意思に反して，学校や家庭など本来の自分の生活環境から引き離される。好きな活動や楽しみにしていた予定を奪われ，外出や病棟内での行動範囲も制限される。さらに，苦痛を伴う治療，脱毛，倦怠感や筋力の低下などの治療の副作用に襲われる。これらはすべて「病気を治すため」に必要なことであるため，患者はこのような状況を受け入れていかなければならない。つまり，患者自身ではコントロールしにくいストレッサーに直面することが多くなる。コントロール可能性の低い，または，低いと感じるストレッサーに対しては，問題解決型の対処よりも，情動焦点型の対処法を用いやすいことが指摘されている（Osowiecki & Compas, 1998 ; Park, Folkman, & Bostrom., 2001）。小児がん患者は，さまざまな対処レパートリーを獲得していく時期である思春期・青年期に，長期にわたりコントロール可能性の低いストレッサーに多く曝されるため，問題を積極的に解決するよりも，現状を受け入れ

るような対処を身につけやすいと考えられる。さらに，退院後の生活の中でも，体力の低下や体型の変化などコントロール可能性の低いストレッサーに多く直面する。病気になる前の自分とのギャップに戸惑い自尊感情や自己効力感が低下している患者などは，直面する困難に対してコントロール可能性を低く見積もる場合も考えられる。以上のことから，現状を受け入れるという対処法は，寛解状態にある小児がん患者がおかれている状況で用いやすい対処法であると考えられる。

第2因子として抽出された「良い面の模索」は，問題を悲観的にとらえずに，なるべく良い面を見ていこうとする対処法であった。この対処法も，積極的な問題の解決ではなく，自分の気持ちや考え方をコントロールしていこうとするものである。「現状の受け入れ」対処と同様に，自分ではどうにもならない状況，あるいは，どうにもならないと感じる状況に対して，辛さを少しでも和らげようと，自分の気持ちを調整していると考えられる。

第3因子として抽出された「問題の先送り」は，今すぐに問題解決をせずにしばらく距離をおこうとする対処法であった。髪が抜けたり，体型が変化するなど治療の副作用は，治療が終わりしばらくすると自然と回復していく。また，体調不良や体力不足による疲労などは，しばらく身体を休めることが必要である。このように，寛解状態にある小児がん患者が経験する困難には，今現在はどうにもならないこと，しばらく時間をおく必要があることも多い。そのため，問題を先送りするという対処法も寛解状態にある小児がん患者に必要な対処法であると考えられる。

以上のように，因子分析で抽出されたこれらの困難は，気持ちのコントロールや，認知的な解釈，問題から距離を置くような対処法から構成されており，研究3-1で抽出された「専門家に相談する」，「設備（車イスやエレベーター）や制度（保険や特別支援教育）を利用する」，「解決策を話し合う」など，具体的な問題解決のための対処法は含まれなかった。これらのことから，寛解状態にある小児がん患者は，直面している問題自体を改善する方向よりも，

現状を受け入れようとしたり，一旦保留するなどして，自身の気持ちを保つような対処を多く用いる傾向があることが示唆された。第1章で述べたように，一般の健康な子どもの用いる対処法に関して，小学生などまだ幼い頃は，問題自体を解決する手段を多く持っておらず，また，ストレッサーに対する認知的評価や自分でコントロールできるという可能性が低いため，情動焦点型対処が採用される頻度が高いことが指摘されている（大竹他，1998）。しかし，成長とともに，問題解決型対処も多く用いるようになる（馬岡他，2000）。一方で，小児がん患者は，本来であれば日常生活においてさまざまな種類のストレッサーを経験し，それぞれに効果的な対処法を獲得していく時期に，長期入院をしなければならないため，獲得する対処法のレパートリーや，用いる対処法の特徴が同年代の健康な者とは異なる可能性が考えられる。他の小児慢性疾患患者においても，受動的，回避的な対処法を多く用いる傾向が示されており，健常児とは異なる対処法の特徴があることが示唆されている（佐藤他，1988；Marino & Lipshitz, 1991）。このことから，心身ともに成長・発達する時期に重篤な病気に罹患し，長期の入院生活を送ったり，生活上でさまざまな制限を受けることが，患者のストレッサーへの対処の仕方に影響を及ぼす可能性が示唆される。

　患者の属性による対処法の違いに関して，年齢が高い患者や罹病期間が長い患者，現在の体調が良い患者の方が，対処法を多く用いることが示された。しかし，調査時年齢を共変量にすると，罹病期間は有意であったが，現在の体調に関しては有意な差は見られなかった。したがって，小児がん患者がどの程度対処法を用いるかは，患者の年齢の高さと罹病期間の長さによる影響が強いことが示唆された。Aldridge & Roesch（2007）は，発達年齢によって対処法に違いが見られることを指摘しており，年齢が高くなるほど，対処法のレパートリーが増え，幅広い対処方略を用いるようになることが示されている（Peterson, 1989）。本研究においても，中学生患者より高校生，大学生以上の小児がん患者の方が対処法を多く用いていたことから，先行研究と

一致する結果であった。また，罹病期間が長くなるほど，病気を抱えながら日常生活を送ることに慣れていくと考えられる。罹患して間もない頃は，「病弱児」として，両親や周囲の医療者の手厚いサポートを受けながら生活することが多い小児がん患者だが，大人になり，また，病気との付き合いが長くなる中で，さまざまな困難に直面しながらも，自らの力で対応しようと試行錯誤するようになると考えられる。

対処法，患者の属性と患者の適応の関連を検討した結果，患者の年齢が高いほど日常生活における苦痛度が高いことが示された。第3章で示されたように，小児がん患者は大人になるほど，さまざまな困難に直面する。対処法と苦痛度には関連が見られなかったため，年齢の高い患者の苦痛度を低減させるために有用な支援策を検討していく必要があるだろう。満足感については，女性患者や体調の優れない患者は，満足感が低いことが示された。第3章で述べたように，女性患者は男性患者よりもストレスを抱えやすい（西沢他，2006）。また，体調の不安定さは，心身ともに悪影響を及ぼすため，このような患者に配慮する必要があるだろう。しかし，これらの属性よりも，良い面の模索を行うことの方が，患者の満足感と強い相関を示しており，患者の属性の影響を除いても，同程度の関連性が示された。したがって，良い面の模索を行うことは患者の満足感の向上に有用である可能性が示唆された。

ところで，本研究で明らかにされた小児がん患者の用いる対処法に関して，なぜ，小児がん患者がそれらを用いるかは明らかにされていない。侵襲的でストレスフルな治療を受けたり，身体状態の悪い小児がん患者は，無気力になったり，自暴自棄になりやすい傾向が指摘されている（Aldridge & Roesch, 2007）。辛い治療や長期入院を終え，ようやく日常生活に戻れたにも関わらず，小児がん患者は，その病気や治療によって退院後もさまざまな困難に直面することになる。そのため，そのような現状を諦めたり，無気力になることで，十分に対処法を用いないようになる可能性も考えられる。今後は，小児がん患者がどのような意図で対処法を用いたかについても併せて検討し，

患者の用いる対処法の特徴や適応に及ぼす影響についてもより詳細に明らかにする必要があるだろう。

第4節 本章のまとめ

本章で得られた知見に関して，重要な点を以下にまとめる。
（1） 寛解状態にある小児がん患者は，「現状の受け入れ」，「良い面の模索」，「問題の先送り」といった対処法を用いており，直面している問題自体を改善するよりも，現状を受け入れようとしたり，一旦保留するなどして，自身の気持ちを保つような対処を多く用いる傾向がある。
（2） 良い面の模索をすることは，患者の満足感の向上と関連が見られた。

第6章 寛解状態にある小児がん患者の退院後の生活を支えるソーシャルサポートの特徴

第1節 本章のねらい

　小児がん患者は，退院後も通院しながら治療を行う必要があり，治療が終了しても長期にわたり定期的に検査受診を行うことが推奨されている（がんの子どもを守る会，2007）。特に，60％以上の患者が原疾患の治療により生じた晩期合併症の影響を受けており（Gibson et al., 2005），成人した後も体調管理を求められる。また，第3章で示されたように，社会生活への不安や学校生活への適応，対人関係の問題といったさまざまな困難を抱えている。このように，退院後の小児がん患者に対して，治療や身体症状など医学的な問題に関する支援が求められるのと同時に，復学や就労など社会的な問題に関する支援も求められている。医学的問題と社会的問題は独立しておらず，相互に影響を及ぼしているため，これらに対する支援に関しても，両者の視点を踏まえた統合的な支援が必要であると考えられる。しかし，これまでのソーシャルサポートに関する研究では，疾患の治療や健康行動の自己管理のためのサポートや（金他，1997；矢田・横田・高間，2003），学校や日常生活におけるサポートに関するものであった（嶋，1991；久田・千田・箕口，1989）。

　したがって，医学的問題と社会的問題の相方の視点を踏まえたソーシャルサポートを明らかにするために，第3章において明らかにされた寛解状態にある小児がん患者が退院後の生活において抱える困難に対して，どのような支援が有効であるのかを検討する必要があると考えられる。

　そこで，研究4では，寛解状態にある小児がん患者の退院後の生活を支え

るソーシャルサポートの特徴を明らかにし，適応との関連を検討することを目的とする。

第2節　寛解状態にある小児がん患者の生活を支えるソーシャルサポートに関する概念抽出（研究4-1）

第1項　目的

寛解状態にある小児がん患者の生活を支えるソーシャルサポートについて，具体的な内容を抽出する。

第2項　方法

2．1．調査対象者

東京都内の私立総合病院，および，九州地区の大学病院の小児科外来に通院中の小児がん患者，および，小児がん患者と関わる支援者を対象とした。小児がん患者の適格基準は，（1）病理組織学的に小児がんと確定診断され，治療を受けた者，（2）病名が告知されていること，（3）入院治療が終了していること，（4）寛解状態であることであった。除外基準は，研究の趣旨を理解するのが困難な者であった。小児がん患者と関わる支援者については，日常業務において寛解状態にある小児がん患者と接する機会のある小児科医，外来看護師，ソーシャルワーカー，臨床心理士を対象に調査を行った。

2．2．調査時期

2011年10月から12月にかけて調査を実施した。

2．3．手続き

小児がん患者に対しては，小児科外来において，医師の紹介のもと調査担当者が研究に関する説明を行った。同意の得られた患者に対し面接調査を実施した。面接は，個人のプライバシーが保たれる病院内の静かで落ち着いた

場所で行われた。支援者に対しては，調査担当者が研究に関する説明を行い，同意の得られた者に対して，個別，あるいは，集団形式による面接調査を実施した。

本研究の適格基準を満たす小児がん患者30名，および，小児がん患者に関わる支援者15名に対して，本研究の趣旨を説明した上で，調査への協力を依頼した。小児がん患者30名中，3名が「忙しいこと」，1名が「面接を受けたくないこと」，1名が「病気の経験を覚えていない」ことを理由に調査を拒否した。また，支援者15名中，2名が「忙しいこと」を理由に調査を拒否した。最終的に小児がん患者25名と支援者13名に対して，面接調査を実施した。

2．4．倫理的配慮

本研究は，調査実施場所となる病院の研究倫理審査会，および，早稲田大学の人を対象とする研究に関する倫理審査会にて承認を得て，実施された。

2．5．調査内容

研究1で抽出された「寛解状態にある小児がん患者が退院後に抱える困難」を提示し，それぞれに関して，①患者に対しては「困難ごとを抱えたとき，どのようなことが支えになりましたか」，②支援者に対しては「患者が困難ごとを抱えたとき，どのような支援が考えられますか」について自由に回答を求めた。面接調査は，臨床心理学を専攻する大学院生1名で実施された。面接調査の平均時間は58.38±9.25分であった。

2．6．分析方法

すべてのインタビューの逐語録をテキスト化し，川喜田（1986）によるKJ法で分類・整理を行った。

第3項 結果と考察

3.1. 調査対象者の背景

本研究の対象者の詳細を Table 6-1 に示す。対象となった小児がん患者は25名であった。性別は男性8名，女性17名であった。調査時の平均年齢は17.0±3.6歳（13-28歳），診断時の平均年齢は8.8±4.1歳（2-15歳），平均罹病期間は8.8±5.7年（2-21年）であった。対象者のがん腫は，急性リンパ性白血病が17名（68.0%），悪性リンパ腫が4名（16.0%），骨肉腫が3名（12.0%），急性骨髄性白血病が1名（4.0%）であった。全ての患者が化学療法を実施

Table 6-1　対象者の属性

	N	%		N	%
小児がん患者			支援者		
調査時年齢	$M \pm SD$	17.0±3.6	職種		
中学生	12	48	小児科医師	4	31
高校生	7	28	外来看護師	3	23
大学生以上	6	24	ソーシャルワーカー	5	38
診断時年齢	$M \pm SD$	8.8±4.1	臨床心理士	1	8
幼少時発症	14	56	調査時年齢	$M \pm SD$	42.7±9.9
思春期発症	11	44	勤務年数	$M \pm SD$	16.5±7.6
罹病期間	$M \pm SD$	8.8±5.7	小児がん領域経験年数	$M \pm SD$	12.3±7.7
5年未満	7	28	性別		
5年以上10年未満	9	36	男性	3	23
10年以上	9	36	女性	10	77
性別					
男性	8	32			
女性	17	68			
がん種					
白血病	18	72			
悪性リンパ腫	4	16			
骨肉腫	3	12			
治療内容					
化学療法	25	100			
放射線療法	6	24			
外科手術	4	16			
再発					
あり	3	12			
なし	22	88			

(100%) しており，放射線療法は6名 (24.0%)，手術は4名 (16.0%) が実施していた。再発経験者は3名 (12.0%) であった。

寛解状態にある小児がん患者と関わる支援者は13名であった。支援者の内訳は，小児科医4名，外来看護師3名，ソーシャルワーカー5名，臨床心理士1名であった。性別は，男性3名，女性10名であった。支援者の平均年齢は42.7±9.9歳 (32-63歳)，平均勤務年数は16.5±7.6年 (5-30年)，小児がん患者と関わる仕事についての平均経験年数は12.3±7.7年 (3-27年) であった。

3．2．ソーシャルサポートの概念抽出

すべてのインタビューの逐語録をテキスト化し，臨床心理学を専攻する大学生3名が川喜田 (1986) による KJ 法で分類・整理を行った。概念整理の基準は，(1) 従来のソーシャルサポートに関する研究における分類カテゴリーを広く網羅すること，(2) 同義の項目を整理し，項目表現に一般性を持

Table 6-2 小児がん患者の退院後の生活を支えるソーシャルサポートに関する17の概念

	発言数	％
1) 自分の気持ちや状況をわかってくれる人がいる	37	14.1
2) 病気や身体の状態について説明してくれる人がいる	32	12.2
3) 解決策を一緒に考えてくれる人がいる	30	11.4
4) 日常生活で難しいことを手助けしてくれる人がいる	28	10.6
5) 自分の気持ちや話を聞いてくれる人がいる	24	9.1
6) 励ましてくれる人がいる	23	8.7
7) そばにいてくれる人がいる	16	6.1
8) 身体が辛いときに医学的な治療を受けられる	13	4.9
9) 自分と同じ病気の人の経験を聞くことができる	12	4.6
10) 悩んだときに助言してくれる人がいる	10	3.8
11) 困ったときに利用できる設備(例：車イスやエレベーター)や社会制度(例；保険や特別支援教育)がある	8	3.0
12) 問題を解決するために学校や職場と病院の人が連携をとってくれる	8	3.0
13) 自分の頑張りをほめてくれる人がいる	6	2.3
14) 困ったときにどこに相談したらいいか教えてくれる人がいる	6	2.3
15) 困ったとき支援してくれる専門家(例；ソーシャルワーカーやリハビリ専門医，スクールカウンセラーなど)がいる	4	1.5
16) 特別扱いをせずに接してくれる	4	1.5
17) 無理しなくていいと言ってくれる人がいる	2	0.8

Table 6-3 小児がん患者の退院後の生活を支えるソーシャルサポートに関する小児がん患者および支援者の発言数

	小児がん患者		支援者	
	発言数	%	発言数	%
1) 自分の気持ちや状況をわかってくれる人がいる	2	7.4	35	14.8
2) 病気や身体の状態について説明してくれる人がいる	0	0.0	32	13.6
3) 解決策を一緒に考えてくれる人がいる	0	0.0	30	12.7
4) 日常生活で難しいことを手助けしてくれる人がいる	7	25.9	21	8.9
5) 自分の気持ちや話を聞いてくれる人がいる	1	3.7	23	9.7
6) 励ましてくれる人がいる	1	3.7	22	9.3
7) そばにいてくれる人がいる	13	48.1	3	1.3
8) 身体が辛いときに医学的な治療を受けられる	0	0.0	13	5.5
9) 自分と同じ病気の人の経験を聞くことができる	2	7.4	10	4.2
10) 悩んだときに助言してくれる人がいる	0	0.0	10	4.2
11) 困ったときに利用できる設備（例：車イスやエレベーター）や社会制度（例；保険や特別支援教育）がある	0	0.0	8	3.4
12) 問題を解決するために学校や職場と病院の人が連携をとってくれる	0	0.0	8	3.4
13) 自分の頑張りをほめてくれる人がいる	0	0.0	6	2.5
14) 困ったときにどこに相談したらいいか教えてくれる人がいる	0	0.0	6	2.5
15) 困ったとき支援してくれる専門家（例；ソーシャルワーカーやリハビリ専門医，スクールカウンセラーなど）がいる	0	0.0	4	1.7
16) 特別扱いをせずに接してくれる	1	3.7	3	1.3
17) 無理しなくていいと言ってくれる人がいる	0	0.0	2	0.8

たせることであった。インタビューで得られた277項目のソーシャルサポートに関する発言に，小児がん患者を対象とした既存の3つの社会的支援に関する項目を加えた280項目から，類似する意味内容をもつ発言同士でグループ化を行った。グループとしてまとまりをなさない17項目の発言を除いた263項目から，最終的に17の概念が，寛解状態にある小児がん患者の退院後の生活を支えるソーシャルサポートに関する項目として抽出された（前頁 Table 6-2）。

抽出された項目について，発言数が多かった概念は「自分の気持ちや状況をわかってくれる人がいる」，「病気や身体の状態について説明してくれる人がいる」，「解決策を一緒に考えてくれる人がいる」などであった。小児がん

患者から得られたソーシャルサポートに関する発言の約半分は「そばにいてくれる人がいる」であった。次いで、「日常生活で難しいことを手助けしてくれる人がいる」、「自分の気持ちや状況をわかってくれる人がいる」などの発言が多く見られた。一方、支援者の中で発言数が多かった概念は「自分の気持ちや状況をわかってくれる人がいる」、「病気や身体の状態について説明してくれる人がいる」、「解決策を一緒に考えてくれる人がいる」であった（Table 6-3）。小児がん患者からは、自分を理解し、側にいてくれる人の存在について多く挙げられたのに対し、支援者からは、具体的に問題を解決できるようなソーシャルサポートについても挙げられた。

第3節　寛解状態にある小児がん患者の生活を支えるソーシャルサポートの因子構造の検討、および、適応との関連（研究4-2）

第1項　目的

　研究4-1で抽出されたソーシャルサポートの項目をもとに、寛解状態にある小児がん患者の生活を支えるソーシャルサポートの因子構造を検討する。また、患者の属性によるソーシャルサポートの特徴を検討すること、さらに、患者が知覚しているソーシャルサポートと適応との関連を検討することを目的とする。

第2項　方法

2.1. 調査対象者

　東京都内の私立総合病院、および、九州地区の大学病院の小児科外来に通院中の小児がん患者、また、東京都内で開催された小児がんに関する講演会に参加した小児がん患者を対象とした。対象者の適格基準は、（1）病理組

織学的に小児がんと確定診断され，治療を受けた者，（2）病名が告知されていること，（3）入院治療が終了していること，（4）寛解状態であることであった。除外基準は，研究の趣旨を理解するのが困難な者であった。

2.2. 調査時期

2011年12月から2012年9月にかけて調査を実施した。

2.3. 手続き

調査協力の得られた病院，および，講演会にて無記名式の質問紙を配布し，郵送にて回収を行った。

2.4. 倫理的配慮

本研究は，調査実施場所となる病院の研究倫理審査会，および，早稲田大学の人を対象とする研究に関する倫理審査会にて承認を得て，実施された。

2.5. 調査項目

以下の項目について質問紙による回答を求めた。

（1）デモグラフィックデータ　調査対象者の性別，調査時の年齢，診断時の年齢，がん種，治療内容，現在の健康状態（1：非常に悪い～4：非常に良い）について回答を求めた。

（2）寛解状態にある小児がん患者の退院後の生活を支えるソーシャルサポート　研究4-1で抽出された「寛解状態にある小児がん患者の退院後の生活を支えるソーシャルサポート」に関する概念17項目を用いた。それぞれの項目について，どの程度知覚しているかについて4件法（1：全くそう思わない～4：非常にそう思う）で回答を求めた。

（3）日常生活における苦痛度　寛解状態にある小児がん患者が日常生活を送る上で，どの程度苦痛を感じているかについて，10段階（1：全く苦痛でない～10：非常に苦痛である）で評定を求めた。

（4）人生に対する満足尺度日本語版　Diener et al.(1985) によって作成された The Satisfaction With Life Scale の日本語版（角野，1995）を使用した。この尺度は，過去，現在，未来における人生の評価に関する5項目から構成

されている。それぞれの項目に対して7件法（1：全くそうではない～7：全くそうだ）で回答を求めた。

2.6. 分析方法

寛解状態にある小児がん患者の退院後の生活を支えるソーシャルサポートの因子構造を検討するために，最尤法プロマックス回転による因子分析を行った。また，小児がん患者の属性によりソーシャルサポートに差異が見られるかを検討するために，患者の属性を独立変数，ソーシャルサポートを従属変数とし，2群間比較には Mann-Whitney のU検定，3群以上の比較には Kruskal-Wallis 検定を行った。群間に有意差が見られた際は，Steel-Dwass 法による多重比較を行った。さらに，患者の属性，ソーシャルサポートと日常生活における苦痛度，人生に対する満足感の関連性を検討するために Pearson の積率相関係数を算出した。

すべての統計的分析は，SPSS Statistics ver. 21.0 for Windows, あるいは，R version 2.15.1 for Windows を使用して行った。

第3項　結果

3.1. 調査対象者の背景

対象となった47名（Table 6-4）のうち，性別は男性25名，女性22名であった。調査時の平均年齢は15.7±5.1歳（12-28歳），診断時の平均年齢は7.8±5.0歳（0-19歳），平均罹病期間は7.9±5.4年（2-21年）であった。対象者のがん腫は，急性リンパ性白血病が30名（64%），悪性リンパ腫が5名（11%），ウィルムス腫瘍が5名（11%），脳腫瘍が4名（9%），神経芽腫が3名（6%）であった。全ての患者が化学療法を実施（100%）しており，外科手術は12名（26%），放射線療法は16名（34%），骨髄移植は4名（9%）が実施していた。

Table 6-4 対象者の属性

	N	%
調査時年齢	$M \pm SD$ (Range)	15.7±5.1 (12-28)
中学生	22	47
高校生	11	23
大学生以上	14	30
診断時年齢	$M \pm SD$ (Range)	7.8±5.0 (0-19)
幼少時発症	24	51
思春期発症	23	49
罹病期間	$M \pm SD$ (Range)	7.9±5.4 (2-21)
5年未満	15	32
5年以上10年未満	17	36
10年以上	15	32
性別		
男性	25	53
女性	22	47
がん種		
白血病	30	64
悪性リンパ腫	5	11
ウィルムス腫瘍	5	11
脳腫瘍	4	9
神経芽腫	3	6
治療内容		
化学療法	47	100
外科手術	12	26
放射線療法	16	34
骨髄移植	4	9
現在の体調		
やや悪い	2	4
やや良い	6	13
非常に良い	39	83

3.2. 寛解状態にある小児がん患者の退院後の生活を支えるソーシャルサポートの因子構造の検討

寛解状態にある小児がん患者の退院後の生活を支えるソーシャルサポートとして研究4-1で抽出された17項目に関して，最尤法プロマックス回転による因子分析を行った。共通性の低い項目，因子負荷量が基準値（.40）に満たない項目，両因子に高い因子負荷量（.40）を示した項目を除外し，再

Table 6-5 小児がん患者の退院後の生活を支えるソーシャルサポートに関する因子分析の結果

Sample（$N=32$）	Factor loding	
Items	I	II
第1因子：心のよりどころサポート（$\alpha=.86$）		
自分の気持ちや状況をわかってくれる人がいる	.82	.28
励ましてくれる人がいる	.81	-.25
そばにいてくれる人がいる	.81	.06
自分の頑張りをほめてくれる人がいる	.72	-.12
無理しなくていいと言ってくれる人がいる	.63	-.03
自分の気持ちや話を聞いてくれる人がいる	.52	.06
第2因子：問題解決的サポート（$\alpha=.80$）		
悩んだときに助言してくれる人がいる	-.12	.90
日常生活で難しいことを手助けしてくれる人がいる	.04	.87
困ったときにどこに相談したらいいか教えてくれる人がいる	.06	.71
問題を解決するために学校や職場と病院が連携をとってくれる	.07	.58
困ったときに利用できる設備や社会制度がある	-.26	.38

因子間相関	I	II
I	1.00	
II	.30	1.00

度分析を行った。その結果，2因子11項目が抽出された。第1因子は，"自分の気持ちや状況をわかってくれる人がいる"など，自分の状況や気持ちを理解し，認め，励ましてくれる人の存在に関する項目で構成されているため，「心のよりどころサポート」とした。第2因子は，問題解決のための具体的な支援を提供してもらうことに関連する項目で構成されているため，「問題解決的サポート」とした（Table 6-5）。

3.3. 患者の属性によるソーシャルサポートの差異

患者の属性によるソーシャルサポートの差異を検討するため，患者の属性を独立変数，ソーシャルサポートを従属変数とし，2群間比較には Mann-Whitney のU検定，3群以上の比較には Kruskal-Wallis 検定を行った。群間に有意差が見られた際は，Steel-Dwass 法による多重比較を行った（Table 6-6）。その結果，思春期発症の患者は，幼少期発症の患者と比較して，心のよりどころサポート（$p=.04$）や問題解決的サポート（$p=.03$）を多く

Table 6-6 小児がん患者の退院後の生活を支えるソーシャルサポート得点の平均値と標準偏差

	n	サポート合計得点 Mean(SD)	p	心のよりどころサポート Mean(SD)	p	問題解決的サポート Mean(SD)	p
性別							
男性	25	31.00(5.45)	0.39	17.88(3.56)	0.21	13.12(2.64)	0.22
女性	22	31.95(6.88)		18.36(5.05)		13.59(4.45)	
調査時年齢							
中学生	22	30.68(6.43)		18.05(3.40)		12.64(4.04)	
高校生	11	31.36(5.10)	0.62	16.55(5.79)	0.43	14.82(3.34)	0.47
大学生以上	14	32.71(6.52)		19.43(4.05)		13.29(2.70)	
発症時期							
幼少期	24	29.71(6.91)	0.06	17.29(3.97)	0.04	12.42(3.37)	0.03
思春期	23	33.26(4.62)		18.96(4.51)		14.30(3.57)	
罹病期間							
5年未満	15	30.80(3.63)		18.40(1.68)		12.40(3.36)	
5年以上10年未満	17	31.41(7.32)	0.41	17.41(5.87)	0.59	14.00(4.14)	0.17
10年以上	15	32.13(6.88)		18.60(4.12)		13.53(3.07)	
がん種							
白血病	30	30.03(6.63)		17.87(3.75)		12.17(3.64)	
悪性リンパ腫	5	36.60(1.67)		21.80(0.45)		14.80(2.05)	
ウィルムス腫瘍	5	32.80(3.35)	0.06	18.00(2.45)	0.08	14.80(1.10)	0.06
脳腫瘍	4	30.00(4.62)		13.50(8.66)		16.50(4.04)	
神経芽腫	3	36.67(4.04)		20.67(2.31)		16.00(1.73)	
治療内容							
化学療法単独	26	30.27(6.55)	0.11	12.38(3.97)	0.12	12.38(3.97)	0.08
複合的治療	21	17.88(3.24)		14.52(2.62)		14.52(2.62)	
現在の体調							
やや悪い	2	29.00(1.23)	0.01	18.03(2.12)	0.01	11.00(0.00)	
やや良い	6	20.83(4.71) 非常に良い＞		9.33(3.01) 非常に良い＞		11.50(6.95)	0.13
非常に良い	39	33.20(4.58) やや良い		19.46(2.63) やや良い		13.74(2.84)	

知覚していることが示された。また，現在の体調が良い患者は悪い患者よりもソーシャルサポートを多く知覚しており（$p=.01$），特に，心のよりどころサポートを知覚していることが示された（$p=.01$）。

3. 4. 患者の属性，ソーシャルサポートと適応との関連

　患者の属性，ソーシャルサポートと日常生活における苦痛度，人生に対する満足感の関連を検討するために，Pearson の積率相関係数を算出した（Table 6-7）。その結果，ソーシャルサポートと日常生活における苦痛度に有

第6章 寛解状態にある小児がん患者の退院後の生活を支えるソーシャルサポートの特徴　101

Table 6-7　患者の属性，ソーシャルサポートと適応の相関係数

	日常生活における苦痛度	人生に対する満足感
サポート合計	-.10	.55***
心のよりどころサポート	-.06	.46***
問題解決的サポート	-.06	.51***
性別[ab]	.17	-.35*
調査時年齢	.29*	-.08
診断時年齢	.26	-.12
罹病期間	.04	.04
治療内容[ac]	.14	.19
現在の体調	.10	.44**

[a]スピアマンの順位相関係数
[b]男性を0，女性を1に変換　　　　　　　　$*p<.05, **p<.01, ***p<.001$
[c]単一治療を0，複合治療を1に変換

Table 6-8　患者の属性を統制したソーシャルサポートと適応の偏相関係数

	日常生活における苦痛度	人生に対する満足感
サポート合計	-.17	.59***
心のよりどころサポート	-.14	.39**
問題解決的サポート	-.13	.53***

$*p<.05, **p<.01, ***p<.001$

意な相関は見られなかった。一方，全てのソーシャルサポート因子と人生に対する満足感に有意な正の相関が示された（サポート合計：$r=.55, p<.001$；心のよりどころサポート：$r=.46, p<.001$；問題解決的サポート：$r=.51, p<.001$）。患者の属性（性別，年齢，罹病期間，治療内容，現在の体調）を統制した偏相関係数においても，同様の傾向が見られた（サポート合計：$r=.59, p<.001$；心のよりどころサポート：$r=.39, p<.01$；問題解決的サポート：$r=.53, p<.001$；Table 6-8）。

第4項　考察

　本研究の目的は，寛解状態にある小児がん患者の退院後の生活を支えるソーシャルサポートの特徴を明らかにし，適応との関連を検討することであっ

た。

　寛解状態にある小児がん患者の退院後の生活を支えるソーシャルサポートとして，心のよりどころサポートと問題解決的サポートの2因子が抽出された。第1因子として抽出された「心のよりどころサポート」は，辛いときに励ましてくれたり，無理しなくていいと言ってくれたり，ただ傍にいてくれること，自分の気持ちに寄り添ってくれることなど，ありのままの自分を受け入れてもらえると感じられるようなソーシャルサポートであった。第3章において，寛解状態にある小児がん患者は，病気や治療の影響によって，日常生活で多くの困難を経験していることが示された。また，第5章で示されたように，寛解状態にある小児がん患者は，現状を受け入れようとしたり，一旦保留するなどして，自身の気持ちを保つような対処を多く用いている。困難な状況下で何とか自分自身を保とうとしている小児がん患者にとって，傍に寄り添ってくれる人がいたり，辛い心境を聞いてもらえることは，困難な状況を乗り切るための重要なソーシャルサポートとなるだろう。他の小児慢性疾患患者においても，同様のサポートの必要性が指摘されている。たとえば，先天性心疾患患者は，教師や友人など自分にとって重要な他者に理解され，受け入れてもらうことを求めている（須川，2009）。糖尿病患者が求めるサポートの一つとして，自分を理解してくれることや，励ましてくれることが挙げられている（Woodgate, 1998）。腎疾患患者においては，自分を心配し，協力してくれる重要他者がいることが，病気の受容や治療の継続につながることが示唆されている（出射・加藤，2001）。このように，周囲の人が経験していない病気に罹患したからこそ，そのような病気に罹患した自分を理解し，受け入れてくれる人の存在は貴重であると考えられる。

　第2因子として抽出された「問題解決的サポート」は，日常生活の中で困ったときに，解決の術となるようなソーシャルサポートである。自分自身の力だけでは解決できなくても，第三者の力を借りたり，既存の資源やサービスを利用したりすることで，状況を改善していくことが可能な場合がある。

そのような困難を解決するために利用できるソーシャルサポートがあることは，寛解状態にある小児がん患者が日常生活を送る上で，重要な支えとなるだろう。

　小児がんの治療は医療機関で長期にわたり行われる。そして，寛解状態になり退院すると，患者は医療機関とは関係のない場所で生活していくことになる。入院中は，患者の病気や体調について十分に把握している医療者や，同じように闘病生活を送っている他の患者と触れ合うことができるため，患者にとっての理解者も，利用できる資源も多いと考えられる。しかし，退院後は，患者がどのような闘病生活を送ってきたのか，あるいは，患者が今どのような身体状態なのかを十分に把握していない人たちが大半である。さらに，利用可能な社会資源なども貧弱である（がんの子どもを守る会，2007）。そのため，退院後の環境において，患者が必要に応じて上記のソーシャルサポートを知覚するためには，医療機関，学校，家庭，地域が連携しあって体制を整えていく必要があると考えられる。小児がんは，継続した服薬や治療のために定期的な外来通院を長期的に行う他の小児慢性疾患と異なり，長期寛解が維持されるに従い，通院回数は大幅に減少する。したがって，医療者や他の患者からの「心のよりどころサポート」は徐々に知覚しづらくなる可能性が考えられる。学校の担任の先生，養護教諭や友人など，退院後の生活において患者の理解者となり得るキーパーソンを把握し，入院治療の段階から，それらの人たちとの関係性が維持できるように配慮することで，患者も入院から退院後の生活に移行しやすくなると考えられる。第3章においても，「周囲の人や環境になじむこと」など対人関係の困難を持つことが明らかにされているため，退院後の生活の中で患者が孤立感を味わうことのないよう，患者の病気や闘病の様子を把握してサポートしていくことが重要である。

　患者の属性によるソーシャルサポートの差異に関しては，思春期に発症した患者の方が，幼少期に発症した患者よりも，ソーシャルサポートを多く知覚していることが示された。近年，Adolescent and Young Ault（以下

AYA) 世代のがん患者に対する支援の重要性が高まっている。AYA 世代とは，15〜29歳の思春期小児，および，若年成人のがん患者のことであり，幼少期発症の小児がん患者や成人がん患者とは異なる特有の問題を抱えることが指摘されている。具体的には，思春期にがんに罹患することにより，心理社会的な発達課題の達成が困難となりやすい。また，疾病管理行動を通して他者と異なる自己を意識するなど自己概念形成への影響も懸念される時期である（岩瀬, 2007）。さらに，病気の有無に関係なく，思春期は心理的に不安定になりやすい時期であり，進学や職業選択など自己の将来を方向づけていく過渡期でもある（森ら, 2008）。親からの自立が課題となり，また，自己と他者を比較して相対的な評価を行うという発達段階の特徴も相まって，自分の殻に閉じこもったり，他者からの理解を求めるなど自己と他者との距離感の取り方が難しくなる（谷川他, 2009；須川, 2009）。このような時期は，周囲の人が自分に関わること，他者に理解され受け入れられることなどに敏感になることが予想されるため，思春期に病気を発症した患者は，周囲からのソーシャルサポートを知覚しやすいと考えられる。

　ソーシャルサポートと適応との関連については，単相関，および，患者の属性を統制した偏相関のいずれにおいても，満足感と有意な正の相関が示された。このことから，小児がん患者の属性に関係なく，患者に対して十分なサポートを提供することが，患者の満足感の向上につながる可能性が示唆された。これは，先行研究（泉, 2011）と一致した結果であった。女性患者は男性患者よりも満足感が低いことも示されたが，嶋（1992）は，女性は男性よりも様々な人からサポートを受けることで，心理的に健康な状態を保つことを指摘している。したがって，女性患者の適応向上のためにソーシャルサポートを充実させることは有効であると考えられる。また，体調が優れない患者ほど満足感が低いことが示された。本研究において体調が優れない患者の方がソーシャルサポートの知覚も少ないことが示されたため，体調が優れない状況を理解して支えてくれる人や，体調の悪さやそれによる生活の妨げ

を改善できるような具体的サポートを充実させていく必要があるだろう。以上のことから，本邦の寛解状態にある小児がん患者に対して，患者をとりまく環境を調整していくことが重要である可能性が示唆された。

第4節　本章のまとめ

本章で得られた知見に関して，重要な点を以下にまとめる。
（1）　寛解状態にある小児がん患者の退院後の生活を支えるソーシャルサポートとして，「心のよりどころサポート」，および，「問題解決的サポート」が挙げられた。
（2）　退院後の生活を支えるソーシャルサポートを知覚するほど，寛解状態の小児がん患者の適応は向上する。

第7章 寛解状態にある小児がん患者の退院後の社会適応に影響を及ぼす要因の検討

第1節 本章のねらい

　第3章から第6章にわたり，寛解状態にある小児がん患者の退院後の適応に影響を及ぼしうる要因として，退院後の生活におけるストレッサーである「退院後に抱える困難」，患者の認知的側面である「病気のとらえ方」，困難な状況をコントロールするための「対処法」と「退院後の生活を支えるソーシャルサポート」の4つの側面から検討を行った。その結果，第3章より，患者の属性に関わらず，退院後に抱える困難が多いほど，患者の苦痛度は高くなることが示された。また，第5章より，良い面の模索を行うことが，満足感の高さと関連することが示された。さらに，第6章より，患者が知覚するソーシャルサポートが多いほど，患者の満足感は高くなることが示された。

　これらを踏まえ，第7章では，患者の適応と関連が示された退院後に抱える困難，「良い面の模索」対処，ソーシャルサポートを同時に検討し，小児がん患者の適応状態について総合的に検討することを目的とする。

第2節 寛解状態にある小児がん患者の退院後の社会適応に影響を及ぼす要因の検討（研究5）

第1項 目的

　寛解状態にある小児がん患者が退院後に抱える困難の経験，良い面の模索

を行うこと，退院後の生活を支えるソーシャルサポートの知覚が，患者の適応に及ぼす影響について検討を行う。

第2項　方法

2.1.　調査対象者

　東京都内の私立総合病院，および，九州地区の大学病院の小児科外来に通院中の小児がん患者，また，東京都内で開催された小児がんに関する講演会に参加した小児がん患者を対象とした。対象者の適格基準は，（1）病理組織学的に小児がんと確定診断され，治療を受けた者，（2）病名が告知されていること，（3）入院治療が終了していること，（4）寛解状態であることであった。除外基準は，研究の趣旨を理解するのが困難な者であった。

2.2.　調査時期

　2011年12月から2012年9月にかけて調査を実施した。

2.3.　手続き

　調査協力の得られた病院，および，講演会にて無記名式の質問紙を配布し，郵送にて回収を行った。

2.4.　倫理的配慮

　本研究は，調査実施場所となる病院の研究倫理審査会，および，早稲田大学の人を対象とする研究に関する倫理審査会にて承認を得て，実施された。

2.5.　調査項目

　以下の項目について質問紙による回答を求めた。

　（1）デモグラフィックデータ　調査対象者の性別，調査時の年齢，診断時の年齢，がん種，治療内容，現在の健康状態（1：非常に悪い～4：非常に良い）について回答を求めた。

　（2）寛解状態にある小児がん患者が退院後に抱える困難　研究1で抽出された，寛解状態にある小児がん患者が退院後に抱える困難（3因子，10項目）を用いた。それぞれの項目について，この半年間のうちにどの程度経験したか

を4件法（1：全然なかった〜4：よくあった）で回答を求めた。

（3）寛解状態にある小児がん患者が用いる対処法　研究3で抽出された，寛解状態にある小児がん患者が用いる対処法の中の「良い面の模索」因子を用いた。それぞれの項目について，困難な状況に置かれたとき，どの程度実施するかについて4件法（1：全くそう思わない〜4：非常にそう思う）で回答を求めた。

（4）寛解状態にある小児がん患者の退院後の生活を支えるソーシャルサポート　研究4で抽出された，寛解状態にある小児がん患者の退院後の生活を支えるソーシャルサポート（2因子，11項目）を用いた。それぞれの項目について，どの程度知覚しているかについて4件法（1：全くそう思わない〜4：非常にそう思う）で回答を求めた。

（5）日常生活における苦痛度　寛解状態にある小児がん患者が日常生活を送る上で，どの程度苦痛を感じているかについて，10段階（1：全く苦痛でない〜10：非常に苦痛である）で評定を求めた。

（6）人生に対する満足尺度日本語版　Diener et al.(1985)によって作成されたThe Satisfaction With Life Scaleの日本語版（角野，1995）を使用した。この尺度は，過去，現在，未来における人生の評価に関する5項目から構成されている。それぞれの項目に対して7件法（1：全くそうではない〜7：全くそうだ）で回答を求めた。

2.6. 分析方法

寛解状態にある小児がん患者が退院後に抱える困難，良い面の模索対処，ソーシャルサポートの知覚が，患者の適応をどの程度説明できるかを検討するため，退院後に抱える困難と良い面の模索，ソーシャルサポートの下位尺度得点を説明変数，日常生活における苦痛度，および，人生に対する満足感の得点を目的変数とする重回帰分析を行った。また，小児がん患者の適応に影響を及ぼし得る要因の下位因子を標準化し，Ward法によるクラスタ分析を行った。さらに，類型間における患者の属性の違いを検討するため，また，

適応とどのように関連しているかを検討するために，Kruscal-wallis 検定を行った。群間に有意差が見られた際は，Steel-Dwass 法による多重比較を行った。

すべての統計的分析は，SPSS Statistics ver. 21.0 for Windows，あるいは，R version 2.15.1 for Windows を使用して行った。

第3項　結果

3.1. 調査対象者の背景

対象となった47名（Table 7-1）のうち，性別は男性25名，女性22名であった。調査時の平均年齢は15.7±5.1歳（12-28歳），診断時の平均年齢は7.8±5.0歳（0-19歳），平均罹病期間は7.9±5.4年（2-21年）であった。対象者のがん腫は，急性リンパ性白血病が30名（64%），悪性リンパ腫が5名（11%），ウィルムス腫瘍が5名（11%），脳腫瘍が4名（9%），神経芽腫が3名（6%）であった。全ての患者が化学療法を実施（100%）しており，外科手術は12名（26%），放射線療法は16名（34%），骨髄移植は4名（9%）が実施していた。

3.2. 寛解状態にある小児がん患者が退院後に抱える困難，対処法とソーシャルサポートが適応に及ぼす影響

寛解状態にある小児がん患者が退院後に抱える困難，「良い面の模索」対処とソーシャルサポートの知覚が，患者の適応をどの程度説明できるかを検討するため，各下位尺度得点を説明変数，日常生活における苦痛度と人生に対する満足感を目的変数とした重回帰分析を行った（Table 7-2）。その結果，日常生活における苦痛度，人生に対する満足感ともに有意な重相関係数が示された（日常生活における苦痛度：$R^2=.37, p<.001$；人生に対する満足感：$R^2=.42, p<.001$）。標準偏回帰係数については，「日常生活における苦痛度」と「退院後に抱える困難」のすべての下位尺度の間に，有意な正の値が示された（将来への不安：$\beta=.30, p<.01$；病気に関わる対人関係の困難：$\beta=.35, p<.001$；身

第7章 寛解状態にある小児がん患者の退院後の社会適応に影響を及ぼす要因の検討　111

Table 7-1　対象者の属性

	N	%
調査時年齢	$M \pm SD$ (Range)	15.7±5.1 (12-28)
中学生	22	47
高校生	11	23
大学生以上	14	30
診断時年齢	$M \pm SD$ (Range)	7.8±5.0 (0-19)
幼少時発症	24	51
思春期発症	23	49
罹病期間	$M \pm SD$ (Range)	7.9±5.4 (2-21)
5年未満	15	32
5年以上10年未満	17	36
10年以上	15	32
性別		
男性	25	53
女性	22	47
がん種		
白血病	30	64
悪性リンパ腫	5	11
ウィルムス腫瘍	5	11
脳腫瘍	4	9
神経芽腫	3	6
治療内容		
化学療法	47	100
外科手術	12	26
放射線療法	16	34
骨髄移植	4	9
現在の体調		
やや悪い	2	4
やや良い	6	13
非常に良い	39	83

体状態に関する困難：$\beta=.24, p<.05$）。また，「人生に対する満足感」とソーシャルサポートのすべての下位尺度との間に有意な正の値が示された（心のよりどころサポート：$\beta=.46, p<.05$；問題解決的サポート：$\beta=.30, p<.05$）。研究3で適応との関連性が見られた「良い面の模索」対処は，重回帰分析の結果，苦痛度にも満足感にも有意な影響を及ぼさないことが示された（苦痛度への影響：$\beta=.-03, n.s.$；満足感への影響：$\beta=.26, n.s.$）。

Table 7-2　退院後に抱える困難と対処法,ソーシャルサポートが患者の適応に及ぼす影響

	日常生活における苦痛度		人生に対する満足感	
	β	R^2	β	R^2
退院後に抱える困難				
将来への不安	.30**		-.03	
病気に関わる対人関係の困難	.35***		-.15	
身体状態に関する困難	.24*	.37***	-.04	.42***
良い面の模索	-.03		.26	
ソーシャルサポート				
心のよりどころサポート	.02		.46*	
問題解決的サポート	-.18		.30*	

Note. 基準変数＝日常生活における苦痛度　　　　　*p < .05, **p < .01, ***p < .001
　　　　　人生に対する満足感.
　　　説明変数＝退院後に抱える困難，良い面の模索，ソーシャルサポート

3.3. 退院後に抱える困難とソーシャルサポートの特徴

　重回帰分析の結果，寛解状態にある小児がん患者の抱える困難と，知覚しているソーシャルサポートが患者の適応に有意な影響を及ぼしていることが示されたため，これらの特徴を把握するために，退院後に抱える困難とソーシャルサポートの下位尺度得点を標準化し，Ward法によるクラスタ分析を行った結果，3つのクラスタを得た（Fig.7-1）。第1クラスタは，将来への不安や身体状態に関する困難が多く，ソーシャルサポートの知覚が不足しているクラスタであった。つまり，病気や治療の影響により身体を動かしたり体調を整えるのが難しく，これから先の将来に対して不安を抱いており，周囲に自分を理解し支えとなってくれる人や困ったときに具体的な手助けが得られないと感じている群であることから，「体調不安孤立」型とした。第2クラスタは，将来への不安や病気に関わる対人関係の困難が多く，問題解決的サポートを多く知覚しているクラスタである。つまり，困ったときに具体的な手助けが得られると感じているが，"病気を経験した自分"が他者とどのように付き合ったらよいかで葛藤し，今後の将来に対して不安を抱いている群であることから，「内面葛藤」型とした。第3クラスタは，退院後に抱

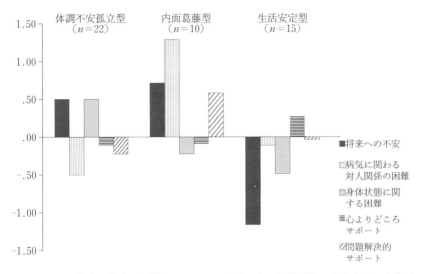

Fig. 7-1 退院後に抱える困難とソーシャルサポートの下位因子によるクラスタ分析

える困難が少なく，心のよりどころサポートを多く知覚しているクラスタであることから「生活安定」型とした。

クラスタ間の患者の属性の違いを検討するため，クラスタを独立変数，調査時年齢，診断時年齢，罹病期間，現在の体調を従属変数とした Kruskal-wallis 検定を行った。また，性別，がん種，治療内容に関して，Fisher の直接確率検定を行った。その結果，調査時年齢，罹病期間，がん種，治療内容において，クラスタ間の差異が見られた（調査時年齢：$p=.001$, 罹病期間：$p=.01$, がん種：$p=.01$, 治療内容：$p=.03$）。多重比較の結果，生活安定型の患者が最も年齢が低いこと，内面葛藤型の患者の方が生活安定型の患者よりも罹病期間が長いことが示された。また，内的葛藤型の患者には，白血病患者が少なく，脳腫瘍患者が多かった。さらに，内的葛藤型には複合的治療を受けた患者が多くみられた（Table 7-3）。

Table 7-3 退院後に抱える困難とソーシャルサポートの群別の患者の属性

		Cluster A 体調不安孤立型 ($n=22$)	Cluster B 内面葛藤型 ($n=10$)	Cluster C 生活安定型 ($n=15$)	p	多重比較
調査時年齢		17.41 (4.24)	18.00 (6.44)	11.67 (2.55)	0.001	A,B>C
診断時年齢		8.95 (5.91)	7.00 (4.62)	6.67 (3.79)	0.35	
罹病期間		8.45 (3.94)	11.00 (7.56)	5.00 (4.52)	0.01	B>C
現在の体調		3.64 (0.66)	3.80 (0.42)	4.00 (0.00)	0.10	
性別	男性	14	3	8		
	女性	8	7	7	0.21	
がん種	白血病	16	3*	11		
	悪性リンパ腫	2	1	2		
	ウィルムス腫瘍	3	2	0	0.01	
	脳腫瘍	0*	4**	0		
	神経芽腫	1	0	2		
治療内容	化学療法単独	13	2*	11	0.03	
	複合的治療	9	8*	4		

*$p<.05$, **$p<.01$, ***$p<.001$

3.4. クラスタ間における寛解状態にある小児がん患者の適応の差の検討

退院後に抱える困難と知覚しているソーシャルサポートの特徴が，患者の日常生活における苦痛度や人生に対する満足感とどのように関連しているかを検討するために，3つのクラスタを独立変数，日常生活における苦痛度と人生に対する満足感得点を従属変数とする Kruscal-wallis 検定を行った (Table 7-4)。その結果，日常生活における苦痛度において，有意な差がみられた ($p=.001$)。Steel-Dwass 法による多重比較を行った結果，内面葛藤型の患者，体調不安孤立型の患者，生活安定型の患者の順に日常生活における

Table 7-4 退院後に抱える困難とソーシャルサポートの群別の苦痛度と満足感得点

	Cluster A 体調不安孤立型 ($n=22$)	Cluster B 内面葛藤型 ($n=10$)	Cluster C 生活安定型 ($n=15$)	p	多重比較
日常生活における苦痛度	62.18 (16.03)	82.00 (20.97)	52.00 (14.37)	0.001	B>A>C
人生に対する満足感	18.24 (6.45)	18.90 (5.32)	21.27 (7.53)	0.40	

苦痛度が高いことが示された。

第4項　考察

本研究の目的は，寛解状態にある小児がん患者が退院後に抱える困難の経験と，「良い面の模索」対処，退院後の生活を支えるソーシャルサポートの知覚が，患者の適応にどのような影響を及ぼすかについて検討を行うことであった。

重回帰分析の結果から，良い面の模索を行うことは患者の適応に有意な影響を及ぼさないことが示された。このことから，退院後に抱える困難や，知覚しているソーシャルサポートの方が，患者の適応に及ぼす影響性が強いことが示唆され，患者の適応を向上させるためには，患者自身がどう対処するかよりも，患者を取り巻く環境をどう調整していくかが先決の課題になると考えられる。また，退院後に抱える困難の中でも，特に，病気に関わる対人関係の困難を抱えることが，日常生活における苦痛度を高めていることが示された。思春期・青年期は，同年代の仲間が自分をいかに受容してくれるかが重要な関心事であり，家族や友人など，自分を取り巻くさまざまな人間関係の中でアイデンティティを形成していく時期であるといわれている（駒松，1999）。"小児がんへの罹患"という，周囲の人と異なる，稀な経験をした小児がん患者にとって，その事実や，それによって生じた他者との違いを受けとめ，他者と関係性を築いていくことは容易ではないだろう。田中（2003）においても，慢性疾患を持つ子どもは，外観，能力，技術で仲間より劣っていると感じやすく，仲間から排除されることに危機感を感じていることが示されている。対人関係が重要な関心事であるがゆえに，対人関係での失敗体験は，この年代の子どもに与える影響が大きいと考えられる。小児がん患者にとっての対人関係の構築は，病気に罹患したことの影響を受けている分，同年代の子どもよりも難しさを感じやすい。そのため，患者が退院した後に属する集団の中では，病気が対人関係の妨げにならないよう，患者に対して，

また，周囲の人に対して，十分な配慮を行うことが必要である。

クラスター分析の結果より，寛解状態にある小児がん患者の特徴として，3つのタイプとして理解することができることが示された。「体調不安孤立」型の患者は，身体状態の困難や将来への不安を抱え，支えになる人や具体的な手助けが不足している。このことから，病後も体調が優れず，将来自分がどうなるのか，一人不安を抱えているような患者である。「内面葛藤」型の患者は，身体状態の困難が少なく，具体的な手助けは得られているが，対人関係の困難や将来の不安を抱えている。このことから，身体の状態も良く，サポートを利用しながらそれなりに上手く生活しているが，病気になった自分をどう表現していったらいいか戸惑いながら不安を抱えているような患者であると考えられる。「生活安定」型の患者は，生活上の困難が全般的に少なく，理解者も多くいる。このことから，周囲の人に支えられながら，生活で大きく困らずに生活しているような患者であると考えられる。退院後の困難が少ない生活安定型を除き，体調不安孤立型と内面葛藤型は，いずれも将来の不安を抱えていることが示された。つまり，身体状態に関する困難や病気に関わる対人関係の困難といった"現在"において具体的に生じている困難と，"今後"生じるかもしれない出来事に対する不安を併せ持っていることが示された。例えば，体力がなく，繰り返し風邪を引いたり，体調を崩したりすることは，「もしかしたら再発かもしれない」という不安につながる。また，病気を上手く周囲に伝えられなかったり，周囲も病気を誤解していると感じたりして戸惑うことで，「就職面接で病気を理由に落とされるかもしれない」，「結婚相手やその家族に理解してもらえず，破談になるかもしれない」といった今後に対する不安を抱くかもしれない。このように，「今現在」において困難を抱えていることが，将来に対する不安を喚起させやすくしていると考えられる。

各タイプに属する患者の特徴を検討した結果，生活安定型に属する患者は，罹病期間が短く，年齢も低いことが示された。罹病期間が短い患者は，治療

や経過観察のために医療機関とのつながりも強く，周囲も病弱児として接するため，日常生活に適応していくためのソーシャルサポートを受けやすいと考えられる。さらに，年齢の低い患者の場合，治療や生活管理が親主体になることが多いため，多くのソーシャルサポートを知覚していると考えられる。
一方，内面葛藤型に属する患者は，罹病期間が長いことが示された。第3章においても，罹病期間が長くなるほど，将来への不安や病気に関わる対人関係の困難を抱えやすいことが示されている。たとえ体調が順調に回復していても，小児がん経験者であるという事実は変わらないため，病気との付き合いが長くなるほど，「見た目は普通の人と変わらず健康なのに，人とは違う特殊な病気を経験した」という経験者としての立ち位置に戸惑うことが予想される。特に，発症してから10年以上も経つと，治療を行っていた病院との接点も減り，日常の活動の場が広がるにつれ闘病していたときの自分を知る人も少なくなる。このように，内面葛藤型に属するような患者は，他群よりも病気との付き合いが長いからこそ，経験者としての自分を持て余していると考えられる。さらに，内面葛藤型には，脳腫瘍患者や複合的治療を行っている患者が多くみられた。脳腫瘍では，腫瘍細胞の浸潤のほか，治療により，脳の正常組織が損傷したり，認知機能に障害が生じる（加藤他，2011）。また，化学療法だけでなく，放射線療法や外科手術を組み合わせて行う複合的治療は，強力な治療を組み合わせることにより，内分泌障害や中枢神経障害，心機能障害などの晩期合併症や二次がんを発症する確率が高まる。したがって，がん種や治療の影響で知的発達に障害が生じることで，状況を把握して適切に対処したり，他者とコミュニケーションをとること自体に困難を抱えている可能性が考えられる。また，晩期合併症や二次がんのリスクを抱えていることを，恋人や婚約者，その両親などに伝えられず悩んでいるような患者の可能性も考えられる。原疾患自体は治癒しても，がん種の特性や強力な治療の影響により，不安や困難を抱える可能性が示唆されるため，このような患者に対する支援を行うことが重要であると考えられる。

各タイプによる適応状態を検討した結果，内面葛藤型の患者が最も苦痛度が高いことが示された。これらのことから，困ったときに問題解決のための具体的なソーシャルサポートを得られ，実質的な困難は解決可能であったとしても，対人関係が上手くいかないと感じたり，将来に対して不安を抱くなど，より内面的，心理的な不安を抱えることにより，日常生活への適応は妨げられる可能性が考えられる。外来受診の際などに，病気を経験した自分をどう受け止めているのか，それを他者にどう表現しているのかといった点についてもアセスメントを行い，適宜，ロールプレイなどを通して，適切に伝えられるように促していく必要があるだろう。特に，内的葛藤型は，年齢の高い患者や罹病期間の長い患者が多くみられることが示された。小児がん経験者という事実は変わらないが，闘病経験から時間が経つほど体調は回復するため，見た目からは病気を経験したことはわかりにくくなる。さらに，大人になるほど，他者との交流も増え，病気だった頃を知らない人とも多く出会うようになるため，自分が病気だったことをどのようにとらえ，他者に伝えるかで苦悩し，内的葛藤型に陥りやすくなる可能性が示唆される。そのため，年齢の高い患者や罹病期間の長い患者に対しては，特に注意を払う必要があるだろう。

第3節　本章のまとめ

本章で得られた知見に関して，重要な点を以下にまとめる。
（1）　寛解状態にある小児がん患者は，退院後に困難を抱えることにより適応を妨げられる。一方で，ソーシャルサポートを知覚することが，患者の適応を促進する。
（2）　寛解状態にある小児がん患者の特徴として，病後も体調が優れず，将来自分がどうなるのか，一人不安を抱えている「体調不安孤立」型，身体の状態も良く，サポートを利用しながらそれなりに上手く生活して

いるが，病気になった自分をどう表現していったらいいか戸惑いながら不安を抱えている「内面葛藤」型，周囲の人に支えられながら，生活で大きく困らずに生活している「生活安定」型に分けられることが示され，内面葛藤型の患者が最も苦痛度が高いことが示された。

第8章　総合考察

第1節　本論文で得られた成果

　本論文の目的は，寛解状態にある小児がん患者の（1）退院後に抱える困難，（2）病気のとらえ方，（3）対処法，（4）退院後の生活を支えるソーシャルサポートの特徴について明らかにし，それらの要因と患者の適応との関連を検討することであった。
　そのために，研究1では，退院後に抱える困難について具体的な内容を明らかにし，困難を多く経験するほど，日常生活における苦痛度が高まることが明らかにされた。研究2では，病気に対してどのようにとらえているかを調べ，病気のとらえ方は患者の適応を予測しないことが示された。研究3では，退院後の生活において困難に直面したときの患者の対処法の特徴を明らかにし，良い面の模索を行うことが患者の満足感につながることが示された。研究4では，患者の退院後の生活を支えるソーシャルサポートの特徴を明らかにし，ソーシャルサポートを知覚するほど，患者の満足感が向上することが確認された。そして，研究5では，患者の適応との関連が示された退院後に抱える困難，良い面の模索，ソーシャルサポートについて詳細な検討を行った。その結果，退院後に抱える困難を減らし，ソーシャルサポートの知覚を増やすことが，患者の適応を促進することが明らかにされた。また，身体の状態が良く，サポートを利用しながらそれなりに上手く生活していたとしても，病気になった自分をどう表現していったらいいか戸惑いながら不安を抱えている患者は適応状態が良くないため，そのような患者に対する支援が重要であることが示唆された。

そこで，本論文で得られた知見をまとめ，第2章で述べた本研究の問題と目的への成果について考察する。

1) 寛解状態にある小児がん患者が退院後に抱える困難と適応の関連

　寛解状態にある小児がん患者が退院後に抱える困難について具体的な内容を検討した結果，「将来への不安」，「病気に関わる対人関係の困難」，「身体状態に関する困難」の3因子10項目から構成されることが示された。同年代の健常な児童・青年においても，日常生活の中で，対人関係や身体面に関する困りごと，将来に対する不安は経験しうるものであるが（岡安他，1992；駒松，2004），小児がんを経験することにより，これらの問題は一層複雑化すると考えられる。そして，退院後に抱える困難と小児がん患者の適応の関連を検討した結果，退院後に困難を抱えるほど適応状態が悪化すること，特に，病気に関わる対人関係の困難が，最も患者の適応に悪影響を及ぼしていることが明らかになった。同年代の仲間との関係が重大な関心事であり，自分を取り巻くさまざまな人間関係の中でアイデンティティを形成していく思春期・青年期に，"小児がんへの罹患"という，周囲の人と異なる，稀な経験をした小児がん患者にとって，その事実や，それによって生じた他者との違いを受けとめ，他者と関係性を築いていくことは容易ではない。小児がん患者にとっての対人関係の構築は，病気に罹患したことの影響を受けている分，同年代の子どもよりも難しさを感じやすいと考えられる。小児がんを経験したことがその後の患者の日常生活での障害になることにより，結果的に，これまで先行研究で指摘されてきたような，不適応感の増大，不安や抑うつ症状の高まり，自尊感情の低下など（武井他，2010）につながりうると考えられる。

第 8 章　総合考察　123

2）寛解状態にある小児がん患者の病気のとらえ方の特徴と適応に及ぼす影響の検討

　寛解状態にある小児がん患者の病気のとらえ方は，肯定的なもの，病気に罹患したことへの否定的な想いや諦めなど11の概念から構成されることが示された。これらは，欧米の小児がん患者に見られるとらえ方と共通する部分が多いが，特に，本邦の小児がん患者においては，病気の経験が他者との関係性の変化につながったことを高く評価していることが示唆された。しかし，これらの病気のとらえ方は，小児がん患者の適応には影響を及ぼさないことが明らかとなった。本邦の小児がん患者は，十分な医学的・心理社会的支援体制が整っていない中で，日常生活においてさまざまな困難を抱えているため，ストレスフルな状態にある患者が多いことが予想される。そのような状況下では，病気のとらえ方という個人の認知的側面だけでは適応を十分にコントロールできないと考えられる。

3）寛解状態にある小児がん患者の対処法の特徴と適応との関連

　寛解状態にある小児がん患者の用いる対処法として，「現状の受け入れ」，「良い面の模索」，「問題の先送り」の3因子11項目が示され，直面している問題自体を改善するような積極的な問題解決よりも，現状を受け入れようとしたり，一旦保留するなどして，自身の気持ちを保つような対処を多く用いる傾向があることが明らかになった。小児がん患者は，多様な対処レパートリーを獲得していく時期である思春期・青年期に，長期にわたりコントロール可能性の低いストレッサーに多く曝されるため，問題を積極的に解決するよりも，現状を受け入れ，自分の気持ちを保つような対処を身につけやすいと考えられる。さらに，退院後の生活の中でも，コントロール可能性の低いストレッサーに多く直面する。病気になる前の自分とのギャップに戸惑い，自尊感情や自己効力感が低下している患者などは，直面する困難に対してコントロール可能性を低く見積もる場合も考えられる。このような背景から，

上記のような対処法が多く用いられると考えられる。

　本論文において，良い面の模索をすることが患者の満足感の向上と関連が見られたものの，対処法は，退院後の困難やソーシャルサポートと比べると影響性は弱いことが示唆された。病気のとらえ方と同様に，対処法も個人内要因であり，本邦の寛解状態にある小児がん患者がおかれている状況においては，十分な効果を発揮することが難しいと考えられる。

4）寛解状態にある小児がん患者の退院後の生活を支えるソーシャルサポートの特徴と適応の関連

　寛解状態にある小児がん患者が知覚しているソーシャルサポートとして，「心のよりどころサポート」，「問題解決的サポート」の2因子11項目が示され，これらを知覚することが，患者の適応を向上させることが明らかになった。特に，心のよりどころサポートを知覚することは，患者の満足感に強い影響を及ぼすことが示唆された。入院中と異なり，退院後の生活においては，小児がんという病気を理解している人や，そのような病気にかかった患者自身を理解してくれる人が圧倒的に少なくなる。そのため，患者が必要に応じてソーシャルサポートを得られるようにするために，医療機関，学校，家庭，地域が連携し合って体制を整えていく必要があると考えられる。

5）寛解状態にある小児がん患者の社会的背景，および，医学的要因が適応に及ぼす影響

　本論文において，寛解状態にある小児がん患者の適応に対しては，社会的背景や医学的背景よりも心理的要因の方が一貫して高い説明率があることが示された。一方で，いくつかの属性が患者の適応に影響を及ぼすことも示された。まず，患者の年齢が高くなるほど苦痛度が増加することが示された。小児がん患者に関わらず，大人になるにつれ，活動範囲や属するコミュニティが広がり，一度に複数の役割を担わなければならない状況におかれる。さ

らに，本研究において，小児がん患者は，大人になるほど退院後に抱える困難が多いことが示されている。このように，活動範囲や負担する役割の増加に加え，病気に関わるさまざまな困難を抱えることから，年齢の高い患者の方が苦痛度が高いと考えられる。また，男性より女性の方が，満足感が低いことが示された。退院後に抱える困難において，体型の変化や脱毛といった外見の変化に関する項目が挙げられている。女性の方がボディイメージに対して敏感であり，ストレスを抱えやすいため（西沢他，2006），治療の副作用で太ったり，髪の毛がない状態などに対する嫌悪感が強いと考えられる。また，女性は男性よりも凝集性の高い友人関係を形成しようとすることから（Karweit & Hansel., 1983），長期入院を終え復学する上で思い通りの友人関係が築けるのか，他者に自分の病気をどこまで開示したらよいか，どこまで受け入れてもらえるのかなどで，男性よりも悩む可能性が考えられる。さらに，体調が良好であるほど満足感が高いことも示された。長期にわたり身体症状に悩まされた小児がん患者にとって，体調が良好であること，健康であること自体が喜ぶべきことと考えられる。また，体調が良いことで，自分の好きな活動に従事することができるため，満足感が高くなる可能性が考えられる。

　患者の適応だけでなく，患者が退院後に抱える困難や，知覚しているソーシャルサポートの内容や程度についても，患者の属性により異なることが示された。したがって，退院後の困難を取り除く際や，ソーシャルサポートを提供する際には，患者の年齢や疾病背景などの特徴を踏まえて関わることが重要であると考えられる。特に，年齢が高くなるほど，また，罹病期間が長くなるほど，日常生活において困難を抱えやすいことが示された。さらに，原疾患自体は治癒しても，がん種の特性や強力な治療の影響により晩期合併症や二次がんのリスクを抱え，日常生活で不安や困難を抱える可能性が示唆された。特に，脳腫瘍患者や複合的治療を行った患者などハイリスク患者に対しては，十分な支援を行うことが重要であると考えられる。

　以上のように，患者の社会的背景や医学的背景は，直接的，あるいは，間

接的に，患者の適応に影響を及ぼしていることが示唆されたため，治療が終了した後も，定期的に患者の様子をアセスメントし，必要に応じてサポートを提供していく必要があるだろう。

6）小児がん患者と他小児慢性疾患患者や健常者の共通性・特異性

　本論文で明らかにされた小児がん患者の特徴について，先行研究の知見と比較し，小児がん患者に特有のものなのか，他小児慢性疾患患者や健常者と共通してみられる特徴なのかに関する考察を行った。侵襲的治療や辛い副作用を長期にわたり経験すること，病気を発症する以前に送っていた日常生活が突然奪われてしまうこと，生活上でさまざまな制限や義務が設けられること，「病気になった自分」という自己概念の変化などは，疾患の種類に関わらず，慢性疾患に罹患することで患者が共通して経験する病気体験である。これら複数の慢性疾患に共通した病気体験がもたらす生活上の困難や病気のとらえ方，病気体験の中で獲得した対処法やソーシャルサポートは，小児慢性疾患患者に共通してみられる特徴であると考えられる。また，これらの病気体験を経ていない健常者と比べて，慢性疾患患者は，日常場面での困難が生じやすくなったり，健常者とは異なる対処レパートリーを獲得するようになる可能性が示唆された。

　一方で，疾患の種類により，退院後の日常生活の中で必要となる治療や療養行動は異なる。また，疾患によって，病気の告知の時期や告知内容，治療や病状の進行過程も異なる傾向が見られる。このような，疾患により異なる病気体験が患者に及ぼす影響については，各疾患にみられる特異的な部分であると考えられる。小児がんに関しては，他疾患よりも退院後に必要とされる療養行動や生活上の制限が少ないため，療養行動や生活上の制限を維持する上で抱える困難や必要となるサポートは，小児がん患者には見られない特徴であると考えられる。

第 2 節　本論文の限界，および，今後の課題

　本論文の限界点として以下 5 点が挙げられる。第一に，サンプルが少ないことである。質的研究においては，データ収集の際に，半構造化面接を用いて，対象者からできるだけ広く要素の聞き取りを行ったこと，分析の際に，少数意見も反映し，抽出したい概念を出来る限り網羅できるような手続きを取ったことから，本論文で得られた概念は妥当であったと考えられる。しかし，本論文で対象とした患者は年齢層が広く，個人の属性も多様であったため，対象者を増やし，さらなる検討を行う必要がある。また，量的研究においても，厳密には統計解析を行うために必要なサンプルサイズを満たしてはいない。解析の精度を上げるため，今後さらにサンプルサイズを増やすことが必要である。

　第二に，本論文は横断デザインでの調査であったため，退院後の困難や病気のとらえ方，対処法やソーシャルサポートと小児がん患者の適応状態の因果関係を同定することはできない。例えば，退院後の困難を多く経験するほど，適応状態が悪くなることが示されたが，患者の適応状態が悪いことで，さらなる生活上の困難を引き起こす可能性も考えられる。また，病気に罹ったことをどうとらえているかが，退院後の出来事に対する評価に影響を及ぼしたり，困難に直面したときの対処法の選択に影響を及ぼす可能性も考えられる。このように，病気の経験がさまざまな形で治療後の患者の生活に関わってくること，それらが適応状態に影響を及ぼす可能性，さらに，適応状態が日常の活動や病気の姿勢に影響を及ぼす可能性も考えられるため，縦断的に適応状態とその関連要因がどのように変化していくか検討していく必要があるだろう。

　第三に，対象者の疾患や病気の経過など個人の属性に偏りがみられたことである。本邦における小児がん罹患者の割合は，白血病が 3 ～ 4 割，脳腫瘍

が約2割,神経芽腫が約1〜2割,悪性リンパ腫が約1割とされている(細谷・真部,2008)。本論文の対象者も,主要ながん種の患者を一定以上確保できていることから,疫学的割合に近い母集団とみなすことができると考えられるが,白血病が6割と圧倒的に多く,偏りがあることは否定できない。本論文の知見から,患者の属性が,患者の適応や適応に関わる要因に影響を及ぼすことが示されたため,属性に偏りが生じないようなサンプリングを行い,さらなる検討を行う必要がある。

　第四に,疾患に関するより詳細な部分や疾患以外の個人属性に関する検討が不十分なことである。たとえば,治療の強度や侵襲度,再発の有無,副作用や晩期合併症の程度などは,退院後の患者の体調や行動面に影響を及ぼす可能性が考えられる。また,小児がん患者に対するケアは,各医療機関独自の裁量による部分が大きいため,治療を行った医療機関により提供される医療の質やサポート内容は異なると考えられる。さらに,退院後の生活環境についても,学校側の理解や取り組みの程度,地域の福祉サービスの充実などに関する地域の差は無視することはできないだろう。したがって,治療を行った医療機関や退院後の生活環境により退院後に抱える困難や病気のとらえ方,対処法やソーシャルサポートに違いが見られる可能性が考えられるため,これらに関する検討を行う必要があるだろう。疾患以外の個人属性に関しても,本研究では,寛解した患者の退院後の生活における適応とその関連要因を明らかにすることを目的としていたため,退院後の生活状況や患者の家族構成などについても検討していく必要があるだろう。

　最後に,健常者や他の小児慢性疾患患者との比較をしていないことである。本論文は小児がん患者の特徴について検討することを目的とし,小児がん患者本人を対象に調査を行った。本邦における小児がん患者を対象とした研究は数少なく,患者の両親,学校の先生や医療者など第三者が患者の状態を評価したものが多い(武井他,2010)。しかし,患者自身の評価と第三者からの評価には差異が生じることが指摘されているため(van Dijk et al., 2009),小

児がん患者自身を対象に研究を実施し，小児がん患者自身の特徴を十分に反映できるような研究手法で検討を行った。しかし，同年代の健常者や他疾患患者との比較を行っていないため，本論文で得られた知見が，小児がん患者特有の結果なのか，健常者や他慢性疾患患者にも共通しているのかを厳密に明らかにすることはできない。今後は，本論文で得られた知見をもとに，健常者や他慢性疾患患者との比較を行い，小児がん患者独自の特徴について詳細に検討していく必要がある。

第3節　本論文の臨床的意義に関する考察

　第2章において，本論文の臨床的意義として，（1）寛解状態にある小児がん患者の退院後の生活の実態が明らかになることで，退院後の生活において考慮すべき点，つまり，小児がん患者がつまずきやすい場面や状況，あるいはつまずきやすい患者の特徴が明らかになること，（2）患者本人への介入の有効性，あるいは，患者を取り巻く周囲へのアプローチや環境調整の有効性について示唆が得られることを指摘した。本論文で検討した結果，患者の社会的・医学的背景に関わらず，退院後の対人関係や身体状態の困難，将来に対する不安が，患者の退院後の適応状態に悪影響を及ぼすこと，また，ソーシャルサポートの充実が，小児がん患者の退院後の適応状態を改善し，高めることが明らかにされた。第2節で述べたような方法論上の問題点は認められるものの，それらを踏まえた上で，本節では，上述した本論文の臨床的意義に関して考察を行う。

第1項　寛解状態にある小児がん患者が退院後の生活を送る上で考慮すべき点

1）退院後の生活における対人関係の築き方

　小児がん患者の適応を最も強く妨げることが示された「病気に関わる対人

関係の困難」は，"小児がんという病気を経験した自分"が周囲とどのようにつきあっていくかに関する困難であった。入院が長くなるほど社会との隔絶感は強まるため（谷口，2004），長期入院を必要とする小児がん患者は，自身のコミュニティに戻ることに対する不安を感じやすいと考えられる。また，入院中は，自分の病気を十分に理解している家族や医療者に囲まれているが，退院後は，それとは全く異なる環境におかれる。福島他（2009）は，小児がんについて正しい知識を持っている児童生徒は10%に満たないこと，また，90%以上の児童生徒がテレビドラマやドキュメンタリー番組で小児がんという病気を知ったことを指摘している。近年，小児がんをテーマとしたドラマや映画，携帯小説などが多く公開されている。しかし，それらの大半は，小児がんに罹った主人公が治療で苦しんでいる姿を描写したり，最終的に死に至る場合が多い。特に10代の若者は，これらメディアの影響を強く受けているため，小児がんに対して偏ったイメージを抱いている可能性がある。小児がんに対する周囲の誤った認識は，小児がん患者への差別や偏見につながりかねない。治療によって入院前とは大きく変化した患者の外見（脱毛やステロイド薬によるムーンフェイスなど）を見て，病気に詳しくない他児や周囲の人々がショックを受けたり，患者とどのように接してよいかわからず戸惑ったりすることも予想される。患者自身も「自分のことを理解してもらえないのではないか」，「自分がいずれ死んでしまうと思われるのではないか」など，周囲に自分がどのように見られているのかという心配を抱きやすい。

　このようにお互いが相手に対して抱いている戸惑いを和らげるために，入院治療を行っている段階から，学校や地域とのつながりを持つことが重要であると考えられる。闘病中の患者は，常に「自分の病気」と関係の深い大人ばかりと接し，病気を意識せざるを得ない状況におかれる（泉，2011）。長期間にわたり外界から遮断され，病気を治すことが生活の中心となる状況におかれることは，入院中に患者の感じることのできる世界を狭め，治療が終わった後に戻る環境への不安につながりかねない。患者に付き添う家族を通し

て，他の家族の様子，自宅や地域での出来事を患者に伝えてあげたり，原籍校の担任を通して，クラスメイトや学校の様子を知らせてあげることが，患者にとって「戻る場所」や「自分を待ってくれている人」を意識できる重要な体験になると考えられる。このように，入院中に「病気ではない自分」，「病気とは関係のない環境」を意識できる機会を設け，外界とつながっておくことが，治療への意欲を高め，スムーズな社会復帰を遂げるための鍵になると考えられる。患者を受け入れる周囲の人々にとっても，入院治療中の患者の様子を知ること，定期的に患者とコミュニケーションをとることにより，患者に対する理解の促進，患者が戻ってきた際の戸惑いの低減につながると考えられる。小児がん患者が経験した治療の辛い体験やどのような想いをしながら乗り越えてきたかについて周囲が理解してあげることは，退院後の小児がん患者にとって「良き理解者」を増やすことになり，退院後の生活の支えとなりうるだろう。

さらに，病気に関わる対人関係の困難は，病気を発症してから10年以上経過しても生じうることが示された。寛解状態にある小児がん患者にとって，たとえ原疾患が治癒したり治療の副作用が改善しても，"小児がんを経験した"という事実は変わらない。進学，就職や結婚など新たな環境や人間関係が形成される際に，自分の病気を再認識させられる患者も少なくない（谷川他，2009）。患者が属する環境や，相手とどのような関係性を築いていきたいかを考慮しながら，"小児がんを経験した自分"として，周囲とのつきあい方を模索していく必要があるだろう。

ところで，病気に関わる人間関係は，患者にとって常に悩ましい問題であるとは限らない。特に，本邦の小児がん患者においては，病気を経験したことで，家族や友人の大切さに気づき，より充実した関係性を築くことができたと感じる者が多いことが示された。また，病気にならなければ出会うことのなかった人たちの存在も肯定的に評価している。つまり，小児がんに罹患することは，これまでの人間関係を損なう危険性だけではなく，これまでの

人間関係を見直したり，新たな人間関係を築くチャンスにもなりうる。特に，治療中の小児がん患者に関わる医療者は，そのような視点を持ちながら，患者の対人関係の築き方をサポートしてあげることが大切である。

2）体調を整え，活動範囲を広げていくこと

　退院後に身体状態に関する困難を経験することが患者の適応を妨げること，現在の体調を整えることが，患者の適応を促進することが示された。多くの小児がん患者が苦痛を伴う治療や副作用に対して負担感を抱いていることが報告されている（Varni, Limbers, & Burwinkle., 2007 ; Mulrooney, Dover, Li, Yasui, Ness, Mertens, Neglia, Sklar, Robison, & Davies, 2008 ; von Essen, Enskar, Kreuger, Larsson, & Sjoden, 2000）。小児がんの治療は侵襲的であり，治療が終了してすぐに回復するものではない。しかし，多くの患者は，髪の毛が抜けている状態のまま，あるいは，肥満や痩せている状態のまま日常生活に戻ることになる。体力や筋力が衰え，わずかな動作に対しても疲労感を覚えやすくなる。野村・平出・牧本（2007）は，小児がん患者のボディイメージに対するケアの重要性を指摘している。成長発達の途上にある時期は，ボディイメージも未確立であり，自己概念が非常に不安定である。身体そのものが大きな変動の渦中にあるため，病気を経験していない者でもボディイメージが揺らぎやすい。また，思春期・青年期は，他人と違うことに対し劣等感を抱きやすい時期でもある。このような時期に，小児がん患者は，病気による身体の外見上，あるいは，機能上の大きな変化に立ち向かわねばならない。

　患者に関わる周囲の人々は，このような小児がん患者が抱える身体状態の困難を理解し，適切な関わりを行う必要があると考えられる。まず，医療者は，病気や治療，身体の状態について，患者の知りたいと思うことを適切な形で伝えていくことが重要である。Manne, Bakeman, Jacobsen, Gornkle, Bernstein, & Redd（1992）や Kazak et al.（1997）は，小児がん患者に病態や治療の説明を丁寧にわかりやすく，繰り返し行ったところ，患者の心理的

ストレス症状を大幅に緩和することができたことを報告している。現在の身体状態についてだけでなく，治療で衰えた体力がどのように回復していくのか，なぜ髪の毛が抜けたり太ったりするのか，また，それらは元通りになるのかなど，現在抱えている身体状態の悩みや，自分の身体がこの先どうなるかわからないといった将来的な不安は，適切な時期に修正していく必要がある。次に，家族や学校の先生は，患者が無理なく復学ができるよう支援していく必要がある。長期の入院や治療に伴う体力の低下により，通学や学校生活が困難となることは少なくない。そのようなときは，短時間の登校から始め，徐々に学校にいる時間を長くしていくこと，始めのうちは登下校を送り迎えしてあげること，体調が悪いときには無理せず休むことなど，患者が復学に対して嫌悪的にならないように細やかなサポートを行っていく必要がある。また，学校で調子が悪くなったときに頼ることのできる養護教諭や，少しずつ復帰していく過程を理解し励ましてくれる担任など，学校場面においても，患者にとっての理解者，心のよりどころとなる人や場所を作っておくことが重要であると考えられる。さらに，体調管理や感染予防などに関しても，入院中より難しい状況におかれる。身体面の困難は，病気の回復・悪化にも直接的な影響を及ぼしうるため，療養や病院受診などで適切に対応していく必要があると考えられる。体育や課外活動への取り組みや，遠足や修学旅行などのイベントへの参加についても，体調や体力面を理由に，参加することに対して不安を抱えやすい。主治医，学校の担任や養護教諭と話し合って対応策を考えていくことが重要であると考えられる。

3）将来に対する不安への対応

寛解状態にある小児がん患者は，進学や就職といった今後の自分の人生について，あるいは，病気の再発や晩期合併症，二次がんのリスクなどの病気に関する今後の心配について，さらに，これまでの病気の経験から漠然と自分の将来を不安に感じていることが明らかにされた。そして，これらの不安

を抱くことが患者の適応を妨げることにつながることも示された。本論文で検討した結果，将来に対する不安は，身体状態に関する困難，あるいは，病気に関わる対人関係の困難など具体的な問題と併存していることが示唆された。例えば，体調が優れなかったり，思うように身体を動かせないことを日常生活で体験することで，再発への不安を感じたり，将来つきたい仕事に就けるのか，子どもが産めるのかなどといった不安を感じる患者がいることが考えられる。また，周囲に上手くなじめなかったり，病気の経験をどこまで人に説明すべきか悩むことで，将来，恋人や結婚相手，その家族などに自分を受け入れてもらえるか，これから先の自分がどうなっていくのかなどを不安に感じている患者もいると考えられる。谷川他（2009）は，治癒に至る過程において，発熱や痛みなどの症状を経験するたびに再発の不安を感じる患者が多いことを指摘している。また，対人関係や学業でのつまずきは，患者の自尊感情や自己効力感の低下，自信の喪失につながり，その先の出来事に対する不安になる。このように，将来に対して不安を抱く患者は，現実場面においても，何かしらの困難や悩みを抱えていることが多いと考えられる。日常生活の中で失敗体験を積み重ねることが将来への不安につながると考えられるため，そのような患者に対しては，まず目の前の問題に目を向け，対応していく必要があるだろう。病気や治療によって退院後の生活で経験している対人関係や身体状態の困難を一つずつクリアにしていきながら，今の自分の状態や，出来ること・出来ないことを確認し，自身の将来について現実的に考えていくことが大切であると考える。小島（2007）は，病弱児が抱く将来に対する不安を低減させるためには，患者本人のこれまでの病気にまつわる経験と将来への捉えを視野に入れながら，現在の状況に対する理解を促すことが重要であると指摘している。これらのことからも，小児がん患者が抱く将来に対する不安には，患者の現在の状態や日常生活を安定させていくことが先決であると考えられる。さらに，がんの子どもを守る会や小児がん経験者の会（フェロートゥモロー）などの支援団体を通じて，自分と同じよう

な経験をして乗り越えた先輩と話したり，現在同じような悩みを抱えている人と交流すること，自分の病気や闘病経験について知る医療者と長期的につながっていることも，将来の不安を低減させるために有効であると考えられる。

4）問題を抱えやすい小児がん患者へのサポートの必要性

　寛解状態にある小児がん患者の特徴として，体調が優れず，将来自分がどうなるのか，一人不安を抱えているような「体調不安孤立型」，身体状態は良く，サポートを利用しながらそれなりに上手く生活しているが，病気になった自分をどう表現していったらいいか戸惑いながら不安を抱えているような「内面葛藤型」，周囲の人に支えられながら，生活上で大きく困っていないような「生活安定型」の3種類があることが示された。特に内面葛藤型の患者は，比較的問題なく生活を送っているように見えても，患者は，病気に罹った自分自身について，また，病気の自分が他者と付き合うことについて戸惑い，強く苦痛を感じていると考えられる。先行研究においても，問題ない生活を送っていても，心理的苦痛が高い患者が存在することが指摘されている（Recklist et al., 2003；Glover et al., 2003）。たとえ身体的には良好であっても，患者自身が病気体験をどのように整理しているのかを理解し，支援していく必要があるだろう。

　本論文を通して，患者の社会的背景や医学的要因よりも，心理学的要因の方が患者の適応への説明率は高いことが示されたが，一方で，直接的，あるいは，間接的に，適応上の問題を抱えやすい小児がん患者の特徴も示された。まず，年齢が高い患者や罹病期間が長い患者ほど，退院後に抱える困難が多いことが示された。これは，疾患自体は治癒しても，その経験が患者の身体面や心理社会面に長期的に影響を及ぼすことを示唆している。普段の生活においては特に支障がなかったとしても，進学や就職，結婚などの節目において，悩んだり，問題を抱えることは少なくない。したがって，長期フォロー

アップ外来などにおいて，身体面の検査だけでなく，患者の心理社会的側面に関しても，問題がないかを確認し，必要に応じて支援を行っていく必要があるだろう。

また，脳腫瘍患者や侵襲的な治療を複数組み合わせて実施した患者などは，その後の晩期合併症や二次がんの発症リスクが高く，日常生活を送る上で実質的な障害を抱えたり，将来的な不安を多く抱えている可能性が示された。そのため，このような患者に対しては，原疾患が治癒した後も，晩期合併症を抱えることによる日常生活上の困難を解消すること，また，リスクがあることによる不安や困難を解消していくことが重要である。

第2項 患者本人，および，患者を取り巻く周囲へのアプローチや環境調整の有効性

先行研究では，小児がん患者の認知的側面である病気のとらえ方や，行動的側面である対処法といった要因も，患者の適応状態に影響を及ぼすことが示されており，本論文で得られた知見は，海外の先行研究と異なるものであった。欧米では，医療制度，病弱児の教育体制や社会制度，設備が充実しているため，退院後の生活に支障が出た際に，誰が，どう対応するかの方向性が整えられている（谷川他，2009）。つまり，本論文で影響が示されたような要因は，欧米ではある程度確保された状態であり，その上で，苦痛を生じさせるがんや治療についての認知を同定し再体制化を行ったり，退院後の生活をどうマネジメントしていくかといった認知行動的な介入が行われているため，効果が示されていると考えられる。これらのことを踏まえると，本邦においては，小児がん患者本人の認知面や行動面に対するアプローチよりも，まず，退院後の患者を受け入れる環境づくりが先決であると考えられる。例えば，小児がん患者の理解者や助言してくれる存在としての病院内の心理士やソーシャルワーカー，学校の養護教諭やスクールカウンセラーを活用していくこと，クラスメイトなど患者の周囲の人に対してアプローチをしていく

ことなどである。また，入院生活と日常生活の違いや病気発症前後の違いに関連した困難が多く挙げられたため，退院後に起こりうる身体面のギャップについて，事前に医療者が情報提供を行うなどして，そのような戸惑いに対応していくことが必要であると考えられる。

第4節　本邦の小児がん対策への提言

最後に，本論文で得られた知見を踏まえ，本邦における小児がん患者の支援体制について，今後の展開に関する可能性を述べる。

1）小児がん治療を行う医療機関におけるトータルケアとチーム医療

小児医療の進歩は，障害を抱えながらも成長・発達を遂げ，成人としての自立を目指す人々の数を増加させてきた。かつて，チーム医療とは，患者を中心とする医療従事者間の横断的な連携を強調するものであった。しかしながら，現在の小児医療において求められるチーム医療は，「急性期にあっても，慢性期にあっても，子どもは将来，疾病をコントロールして社会生活に復帰し，出来る限り健常な状況で成長・発達・成熟を遂げる」という長期目標を前提としなければならない（谷川他，2009）。つまり，単に医療従事者間の横断的な連携にとどまるものではなく，病気をもつ子どもの成長・発達を時間軸でとらえながら，長期にわたり，医療や教育，地域社会との連携体制を構築・維持することが重要であると考えられる。がん対策推進基本計画においても，患者とその家族に対する心理社会的な支援，適切な療育・教育環境を提供していく必要性が指摘されている。そのために，小児がん拠点病院の要件の一つである「専門的な知識，および，技能を有するコメディカルスタッフの配置」の項目には，チャイルドライフスペシャリストや，保育士，小児科領域に関する専門的知識を有する臨床心理士や社会福祉士などの療育を支援する担当者を配置していることが望ましいことが掲げられている（小

児がん医療・支援のあり方に関する検討会，2012）。

　闘病中の子どもや家族は，病気や治療のことで頭がいっぱいになりやすい。診断が明確になり，疾患や治療の説明が行われた後に，しばらく頭が真っ白になったり，何も考えられなくなる患者家族は多い。また，強い副作用に襲われたり，症状の悪化や再発など予測していなかった事態に直面したときも，同様の状況におかれやすい。医療者も，疾患の治癒を目指し，患者にとって有効な医学的治療を最優先に考えるため，患者の本来の生活や，患者の年齢に応じた心理的・社会的発達といった観点が希薄になりやすい。チャイルドライフスペシャリストや保育士，臨床心理士，社会福祉士などのコメディカルは，患者や家族の心理社会的支援の役割を担っている。そのため，医学的治療を行う中でも，患者が大切にしてきた生活や人間関係などが損なわれないよう配慮したり，患者の年齢に応じた社会性や心理的な発達を促すような関わりを行うことが重要であると考えられる。たとえば，本論文において，長期の入院生活を強いられ，コントロール可能性の低いストレッサーに曝され続けることで，積極的な対処法よりも，現状を受け入れたり，自身の気持ちをコントロールするような対処法を多く用いるようになる可能性が示唆された。入院中に経験する出来事を通して，あるいは，入院中でも可能な社会的状況を設定して，ストレッサーのとらえ方や，ストレッサーに応じた対処法の使い分けを訓練するよう関わることは，対処の柔軟性や対処法のレパートリーの広がりにつながり，患者の退院後の生活においても意義のあることと考えられる。また，健常な子どもは，自分と同年代の子どもに大勢囲まれた中で試行錯誤しながら社会性を獲得していくのに対し，小児がんの子どもは，自分よりもはるかに高齢で，自分に対して理解のある大勢の大人に囲まれて生活する。そのような環境で築かれた社会性や他者との関わり方は，退院後の人間関係において受け入れられないことも少なくない。さらに，子どもが小児がんという重篤な疾患に罹患したことで，過保護になったり，甘やかしたりする母親がいることが指摘されている（尾形，2006）。このように，

小児がんに罹患し長期で入院することにより，本来の生活環境とは異なる特殊な状況におかれ，また，本来経験するであろう，さまざまな社会経験や対人交流とは異なる経験を積むことになる。治療を終えて本来の生活環境に戻った際に，適応していくことができるように，入院中から，退院後の生活を意識した関わりを行っていく必要があると考えられる。たとえば，治療が軌道に乗り始めた頃から，抗がん剤の間欠期などを利用して，徐々に，退院後の生活を意識した生活パターンを取り入れたり，周囲の関わり方を変化させていくこと，あるいは，外出や外泊，病棟内のイベントを利用して年齢に応じた社会性を獲得できるようアプローチすることなどが考えられる。現在の小児がん治療においては，患者の心理社会的側面への支援は努力目標ととらえられていることが多い。しかし，治療後も長い人生が待っている小児がん患者にとって，年齢に応じたスキルや社会性の獲得は，達成すべき治療目標の一つに掲げるべきである。入院中から外来通院までの長期にわたる治療の中で，病気を治すこと，また，年齢相応の心理的・社会的な発達を促すことが，小児がん患者へのトータルケアであり，そのために，医療者と心理社会的支援を行うコメディカルで連携を取りながら関わっていくことが重要であると考えられる。

2）小児がん患者に対する教育的支援

学校は学齢期の子どもにとって，社会関係の主要な要素である。小児がん患者は，自らの病気と治療に向き合う期間が続くため，「病気が治るまで学校は休む」という措置では，子どもの QOL を低下させ，適切な発達を阻害することにつながる。小児がんの子どもたちが可能な限り健常児と同様に成長・発達していくために，治療中から継続した教育支援を行うことは極めて重要であると考えられる。

本邦では，多くの病院で入院中の教育支援として病院内に養護学校や地元校の分校として院内学級が設置されており，治療しながら学習を継続するこ

とが可能となっている。しかし，治療の影響で勉強が思うようにできなかったり，検査や処置など入院生活における時間的制約や環境の問題などによって，学力低下や学習意欲の低下につながる場合も少なくない。このような状況を避けるためにも，院内学級の教室に出られるとき，ベッドサイド学習の時，外泊できるとき，退院前など，治療や体調の変化に応じ，それぞれの局面において学習内容と量を検討していく必要がある。そのためには，医療者と院内学級の先生が連絡を取り合い，患者やその親の意向も含め，患者にとって適切な負荷の学習を進めていくことが出来るように計画を立てていく必要があるだろう。特に，中学受験や高校受験を控えている時期に治療を行っている患者は，病気や治療に対する不安だけでなく，自身の進路に対する不安も強く感じており，「病気で受験どころじゃなかった」，「行きたい高校があったけど，あきらめるしかなかった」などと感じている患者も少なくない（武井，2010）。小児がんに罹患した患者にとって，病気を治すことは最優先課題である。しかし，患者は病気を抱えながらも，その後も長く社会生活を送っていくため，患者に関わる医療者は，治療に関することだけでなく，受験や今後の進路などについても，患者が納得できるように話し合う機会を設けていくことが大切である。

　また，院内学級に転校しても，「私の学校はあくまでも元の学校」と思う子どもが大半であり，復学を目標に治療を受けていることが多い。そのため，籍が移ったとしても，前籍校とのつながりを維持することは非常に重要である。中垣・堀部・前田・磯野（2010）は，多くの医療機関が復学に向けての支援を実施しているものの，前籍校のクラスメイトとのつながりを維持している施設は少なく，また，院内学級教諭が前籍校の教諭に学習状況を伝えている施設も半数程度であることを報告している。さらに，医療と教育の連携に関しても，ニーズはありながらも必ずしも十分な連携体制になっていない現状が明らかにされている（山田・武智・小田，2007）。谷川（2010）は，医教連携を困難にする要因として，役割や権限に関する認識の相違，情報交換のすれ

違い,子どもや保護者と連携先との関係性のもつれを挙げている。医療機関と前籍校,院内学級が連携し,患者のスムーズな復学を達成するためには,お互いの立場や役割,それぞれが必要としている情報を把握した上で,話し合いを進めていくべきであると考える。西牧(2010)は,リーダー的役割を常に医療が担う医教連携モデルではなく,解決課題に応じて,医療・教育のどこがケアチームのリーダーとなるかが変わる学際的ケア(Interdisciplinary care)という医教連携モデルを提案している。あくまでも患者を中心に置き,個々の患者のニーズに応じて,各機関が効率的に関わることができるよう,連携体制を確立していくことが望まれる。

3) 小児がん患者の社会的自立への支援

　小児がんを克服し成人する者が増加するに伴い,小児がん経験者の自立に向けた心理社会的支援の重要性が指摘されている(小児がん医療・支援のあり方に関する検討会,2012)。社会的自立とは,「社会諸集団への参加を,青年期・成人期の同一世代として,社会から通常求められる程度達成すること,あるいは,体の状態を考慮し,必要な場合,周囲の支援を得ながら社会諸集団への参加を達成すること」である(谷川・松浦・駒松・仁尾・稲田,2003)。谷川他(2009)は,病気をもつ子どもが目指す基本的な社会的自立目標として,①自分の病気を理解し受容している,②直面した問題や困難を病気のせいにしない,③自分の病状について,要点を第三者に簡潔かつ客観的に説明できる,④社会生活に参加する上での体調管理が行える,⑤社会生活や公共のルールを守りながら人間関係をもつことができる,という5項目を挙げている。これらを達成するためには,自身の病気をどのようにとらえ,病気とどうつきあっていくかが鍵になると考えられる。渡辺(2003)は,病気に関する説明を受けた小児がん経験者は,積極的に生きようとする人が多く,後遺症があっても,ありのままの自分を受け入れることに努めていることを指摘している。自分の病気を肯定的に受け止めることが,PTSD症状の重症化を抑制

したり，社会生活への適応を促すことも報告されている（泉，2011）。病気のせいで夢をあきらめた患者もいれば，病気になったことで，新たに夢を見つけたという患者もいる（武井，2010）。病気を乗り越え，社会的自立に向かうためには，自分の病気や晩期合併症，あるいは，今後起こりうるリスクを適切に理解し，今の自分にできること，難しいこと，これから先の可能性について，現実的に検討していくことが重要であると考える。

　また，小児がん患者が社会的自立を達成する上で，特に問題になりやすいこととして，就労が挙げられる。厚生労働省職業安定局は，「雇用時の健康診断は，適正配置・入職後の健康管理に役立てるために実施するものであり，採用選考時に実施することを義務づけたものではなく，応募者の採否を決定するために実施するものではない」と，採用選考時の健康診断に関して指導している（加藤他，2007）。しかし実際は，就職面接において自身の病気を伝えるべきか，どのように説明すればいいかで悩む者は少なくない。また，小児がん患者の中には，慢性的な頭痛や倦怠感，体力の減退など，生活上の不自由はあっても，固定した障害ではないため，障害認定されずに福祉制度としての自立支援や就労支援を受けられない者がいる（小澤，2009）。小児がん患者は，治療のために入院することなどにより，社会的なつながりが希薄になったり，同年代の若者よりも社会経験が不足になることが多い。退院後の生活の中で経験したさまざまな困難が重なることで，自尊感情や自己効力感が低下したり，上手な自己表現や対人コミュニケーションができずに，就労しようと思っても上手くいかない者もいる（宮本・土橋，2005）。このような小児がん患者に対し，財団法人がんの子どもを守る会では，小児がん経験者の社会的自立の促進に寄与することを目的に，小児がん経験者本人による社会的自立に向けた取り組みに対して助成金を交付している。また，近年，厚生労働省の，就労の意欲があっても就労できない若者のための「地域における若者自立支援ネットワーク整備事業」の一環として，各地域において「若者自立支援センター」や「若者自立ネットワーク」などが設置され，能力要請

や職業意識の啓発，社会適応支援などを目的に，相談事業や職場体験，職業訓練などが行われている。このような制度や設備を充実させることは，寛解状態にある小児がん患者の社会的自立を促すために有効であると考えられる。さらに，社会的スキル訓練やアサーショントレーニングなどを通して，対人スキルなどの個人内の能力を高める関わりをすることも，社会的自立のための支援として有効であるだろう。

　小児がん患者が，小児がんを乗り越え，生きていくためには，医療，教育，地域社会が，それぞれの立場を活かし連携していくことが必要不可欠である。現在，国をあげての小児がん対策が進められている。小児がんを経験した人々にとって過ごしやすい社会になるために，さらなる支援体制の充実が望まれる。

引 用 文 献

赤塚順一・土田嘉昭・藤本孟男・山崎洋次（2000）. 小児がん 医療ジャーナル社.
Akizuki, N., Akechi, T., Nakanishi, T., Yoshikawa, E., Okamura, M., Nakano, T., Murakami, Y., & Uchitomi, Y.(2003). Development of a brief screening interview for adjustment disorders and major depression in patients with cancer. *Cancer*, **97**, 2605-2613.
Aldridge, A. A., & Roesch, S. C.(2007). Coping and adjustment in children with cancer : a meta-analytic study. *Journal of behavioral medicine*, **30**, 115-29.
Aziz, N.(2002). Cancer survivorship research : challenge and opportunity. *The Journal of Nutrition*, **132**, 3494-3503.
Baken, D. M., & Wooley, C.(2011). Validation of the distress thermometer, impact thermometer and combination of these in screening for distress. *Psycho-Oncology*, **20**, 609-614.
Carver, C. S., & Antoni, M. H.(2003). Finding benefit in breast cancer during the year after diagnosis predicts better adjustment 5 to 8 years after diagnosis. *Health Psychology*, **23**, 595-598.
Cohen, S., & Wills, T.(1985). Stress, social support and the buffering hypothesis. *Psychological Bulletin*, **98**, 310-357.
Cohen, S., Gottlieb, B., & Underwood, L.(2000). Social relationships and health. In S. Cohen, L. Underwood, & B. Gottlieb (Eds.), *Measuring and intervening in social support*. New York : Oxford University Press.
Compas, B. E., Malcarne, V. L., & Fondacaro, K. M.(1988). Coping with stressful events in older children and young adolescents. *Journal of Consulting and Clinical Psychology*, **56**, 405-411.
Compas, B. E., Jaser, S. S., Dunn, M. J., & Rodriguez, E. M.(2012). Coping with chronic illness in childhood and adolescence. *Annual Review of Clinical Psychology*, **8**, 455-480.
Currier, J. M., Hermes, S., & Phipps, S.(2009). Brief report : Children's response to serious illness : perceptions of benefit and burden in a pediatric cancer population. *Journal of Pediatric Psychology*, **34**, 1129-1134.
Dickerman, J. D.(2007). The late effects of childhood cancer therapy. *Pediatrics*,

119, 554-568.

Diener, E., Emmons, R., Larsen R. J., & Griffin, S.(1985). The satisfaction with life scale. *Journal of Personality Assessment*, **49**, 71-75.

Eiser, C., Havermans, T., Craft, A., & Kemahan, J.(1995). Development of a measure to assess the perceived illness experience after treatment for cancer. *Archives of Disease in Childhood*, **72**, 302-307.

Friedman, D., & Meadows, A.(2002). Late effects of childhood cancer therapy. In E. Vichinsky, M. W., & Feusner, J.(Eds.), *Pediatric clinics of North America*. Philadelphia : Saunders.

福岡欣治・橋本　宰（1997）．大学生と成人における家族と友人の知覚されたソーシャル・サポートとそのストレス緩和効果　心理学研究, **68**, 403-409.

福島堯史・東樹京子・佐藤伊織・武田鉄郎・上別府圭子（2009）．小児がんおよび小児がん経験者に対する児童生徒の認識と態度　第7回日本小児がん看護学会大会論文集, 290.

がんの子どもを守る会（2007）．小児がん経験者のためのガイドライン―より良い生活を目指して―第3版　財団法人がんの子供を守る会.

Gibson, F., Aslett, H., Levitt, G., & Richardson, A.(2005). Follow up after childhood cancer : A typology of young people's health care need. *Clinical Effectiveness in Nursing*, **9**, 133-146.

Glover, D. A., Byrne, J., Mills, J. L., Robison, L. L., Nicholson, H. S., Meadows, A., & Zeltzer, L. K.(2003). Impact of CNS treatment on mood in adult survivors of childhood leukemia : a report from the Children's Cancer Group. *Journal of clinical oncology : official journal of the American Society of Clinical Oncology*, **21**, 4395-401.

Greco, P., Shroff, P., McDonell, K., & Reeves, G.(2001). A peer group intervention for adolescents with type 1 diabetes and their best friends. *Journal of Pediatric Psychology*, **26**, 485-490.

Grootenhuis, M. A., & Last, B.F.(2001). Children with cancer with different survival perspectives : defensiveness, control strategies, and psychological adjustment. *Psycho-Oncology*, **10**, 305-314.

Hirai, K., Miyashita, M., Morita, T., Sanjo, M., & Uchitomi, Y.(2006). Good death in Japanese Cancer Care : A Qualitative Study. *Journal of Pain and Symptom Management*, **31**, 140-147.

平賀健太郎（2003）．ネフローゼ症候群患児のコーピング方略がストレス反応に及ぼす影響　広島大学大学院教育学部紀要，**52**，231-237．

平賀健太郎・坂野　堯・吉光千記・和合正邦・小林正夫（2003）．慢性腎疾患患児のストレッサーがストレス反応に及ぼす影響　日本小児腎臓病学会雑誌，**16**，24-30．

平松尚子・石原金由・三宅　進（1994）．中学生のストレスと対処行動　児童臨床研究年報（ノートルダム清心女子大学児童臨床研究所），**7**，38-41．

久田　満（1987）．ソーシャルサポート研究の動向と今後の課題　看護研究，**20**，170-179．

久田　満・丹羽郁夫（1987）．大学生の生活ストレッサー測定に関する研究：大学生用生活体験尺度の作成　慶應義塾大学大学院社会学研究科紀要，**27**，45-55．

久田　満・千田茂博・箕口雅博（1989）．学生用ソーシャル・サポート尺度作成の試み（1）　日本社会心理学会第30回大会発表論文集，143-144

久田　満・岸　佳子・田中宏二（1995）．周術期がん患者におけるソーシャルサポートと心理的適応　平成5・6年度科研報告書「人間の健康防衛機構に及ぼす対人援助機能に関する総合研究」（研究代表者・田中宏二），41-50．

堀　洋道・松井　豊（2001）．心理測定尺度集（3）心の健康をはかる"適応・臨床"　サイエンス社．

細谷亮太・真部　淳（2008）．小児がん：チーム医療とトータル・ケア　中公新書．

Howlader, N., Noone, A. M., Krapcho, M., Neyman, N., Aminou, R., Altekruse, S. F., Kosary, C. L., Ruhl, J., Tatalovich, Z., Cho, H., Mariotto, A., Eisner, M. P., Lewis, D. R., Chen, H. S., Feuer, E. J., & Cronin, K. A.(2012). *SEER Cancer Statistics Review, 1975-2009（Vintage 2009 Populations）*. Bethesda, MD: National Cancer Institute.

Hudson, M. M., Mertens, A. C., Yasui, Y., Hobbie, W., Chen, H., Gurney, J. G., Yeazel, M., Recklitis, C. J., Marina, N., Robison, L. R., & Oeffinger, K. C. (2003). Health status of adult long-term survivors of childhood cancer: a report from the Childhood Cancer Survivor Study. *The Journal of the American Medical Association*, **290**, 1583-1592.

出射史子・加藤久美子（2001）．慢性腎疾患患者の主観的体験世界　岡山大学医学部保健学科紀要，**12**，19-26．

飯仲順子（2005）．カウンセリングを生かした院内学級の取り組み　*Journal of Nara Medical Association*, **56**, 175-181.

Ishida, Y., Honda, M., Kamibeppu, K., Ozono, S., Okamura, J., Asami, K., Maeda,

N., Sakamoto, N., Inada, H., Iwai, T., Kakee, N., & Horibe, K.(2011). Social outcomes and quality of life of childhood cancer survivors in Japan : a cross-sectional study on marriage, education, employment and health-related QOL (SF-36). *International Journal of Hematology*, **93**, 633-644.

岩瀬貴美子（2007）．外来通院中にある思春期小児がん患者の自己効力感の特徴とそれを形成・変化させる生活体験　小児がん看護，**2**，1-10.

泉真由子（2008）．小児がん患児の心理的問題　風間書房．

泉真由子（2011）．病気の子どもに対する心理的サポート―小児がん患児に行うインフォームドコンセントの心理的影響を通して考える―　特殊教育学研究，**49**，95-103.

泉真由子・小澤美和・細谷亮太（2002）．小児がん患児の心理的晩期障害としての心的外傷後ストレス症状　日本小児科学会雑誌，**106**，464-471.

Jemal, A., Siegel, R., Ward, E., Hao, Y., Xu, J., Murray, T., & Thun, M.J.(2008). Cancer statistics, 2008. *CA : A Cancer Journal for Clinicians*, **58**, 71-96.

仁尾かおり（2008）．先天性心疾患をもちキャリーオーバーする中学生・高校生の病気認知の構造と背景要因による差異　日本小児看護学会誌，**17**，1-8．

角野善司（1995）．人生に対する満足感尺度 The satisfaction with life scale（SWLS）日本語版作成の試み　日本心理学会第58回大会発表論文集，192.

金子道夫・平井みさ子（2004）．日本における進行神経芽腫の治療成績　小児外科，**36**，79-83.

加藤俊一・石田也寸志・前田美穂（2011）．よくわかる小児がん経験者のために～より良い生活の質（QOL）を求めて～　医薬ジャーナル社．

Karweit, N. & Hansell, S.(1983). Sex differences in adolescent relationship : friendships and status. In J. L. Epstein & N. Karweit (Eds.) *Friends in school : Patterns and selection and influence in secondary schools*. New York : Academic Press.

川喜田二郎（1986）．KJ法―混沌をして語らしめる　中央公論社．

Kazak, A. E., Barakat, L. P., Meeske, K., Christakis, D., Meadows, A. T., Penati, B., & Stuber, M. L.(1997). Posttraumatic stress, family functioning, and social support in survivors of childhood leukemia and their mothers and fathers. *Journal of Consulting and Clinical Psychology*, **65**, 120-129.

Kazak, A., Kassam-Adams, N., Schneider, S., Zelikovsky, N., Alderfer, M., & Rourke, M.(2006). An integrative model of pediatric medical traumatic stress.

Journal of Pediatric Psychology, **31**, 343-355.

Kazak, A. E., Rourke, M. T., Alderfer, M. A., Pai, A., Reilly, A. F., & Meadows, A. T.(2007). Evidence-based assessment, intervention and psychosocial care in pediatric oncology : a blueprint for comprehensive services across treatment, *Journal of Pediatric Psychology*, **32**, 1099-1110.

Kazak, A. E., Derosa, B. W., Schwartz, L. a, Hobbie, W., Carlson, C., Ittenbach, R. F., Mao, J. J., & Ginsberg, J. P. (2010). Psychological outcomes and health beliefs in adolescent and young adult survivors of childhood cancer and controls. *Journal of clinical oncology : official journal of the American Society of Clinical Oncology*, **28**, 2002-2007.

菊島勝也（1999）．ストレッサーとソーシャル・サポートが中学時の不登校傾向に及ぼす影響　性格心理学研究，**7**，66-76.

金　外淑・坂野雄二（1996）．慢性疾患患者に対する認知行動的介入　心身医学，**36**，499-505.

金　外淑・嶋田洋徳・坂野雄二（1997）．慢性疾患患者におけるソーシャルサポートとセルフエフィカシーの心理的ストレス軽減効果　心身医学，**38**，317-323.

Kliewer, W.(1997). Children's coping with chronic illness. In Wolchik and Sandler (Eds.) *Handbook of Children's Coping, Linking Theory and intervention*. New York : Plenum Press.

Kobayashi, K., & Kamibeppu, K.(2010). Measuring quality of life in Japanese children : Development of the Japanese version of PedsQLTM. *Pediatrics International*, **52**, 80-88.

Koch, S. V., Kejs, A. M., Engholm, G., Johansen, C., & Schmiegelow, K.(2004). Educational attainment among survivors of childhood cancer : a population-based cohort study in Denmark. *British Journal of Cancer*, **91**, 923-928.

こども心身医療研究所（1995）．小児心身医学―臨床の実際―　朝倉書店.

小島道生（2007）．病弱児の心理学的研究に関する一考察：日本における近年の研究動向　長崎大学教育学部紀要．教育科学，**71**，39-47.

国立がんセンターがん対策情報センター（2008）．小児の白血病　受診から診断，治療，経過観察への流れ　国立がんセンターがん対策情報センター．

駒松仁子（1999）．慢性疾患をもつ子どものリハビリテーション看護　坪井良子・奥宮暁子・森　千鶴　（編）．リハビリテーション看護学　中央法規：Pp. 103-114.

駒松仁子（2004）．子ども理解を深める　谷川弘治・駒松仁子・松浦和代・夏路瑞穂（編

者).病気の子どもの心理社会的支援入門：医療保育・病弱教育・医療ソーシャルワーク・心理臨床を学ぶ人のために　ナカニシヤ出版：Pp. 9-54.

熊野道子（2011）．日本人における幸せへの3志向性―快楽・意味・没頭志向性―　心理学研究, **81**, 619-624.

La Greca, A. M., Auslander, W. F., Greco, P., Spetter, D., Fisher, E. B., & Santiago, J. V.(1995). I get by with a little help from my family and friends : adolescents' support for diabetes care. *Journal of Pediatric Psychology*, **21**, 449-476.

Langeveld, N. E., Stam, H., Grootenhuis, M. A., & Last, B. F.(2002). Quality of life in young adult survivors of childhood cancer. *Support Care Cancer*, **10**, 579-600.

Langeveld, N. E., Ubbink, M. C., Last, B. F., Grootenhuis, M. A., Voute, P. A., & De Haan, R. J.(2003). Educational achievement, employment and living situation in long-term young adult survivors of childhood cancer in the Netherlands. *Psycho-Oncology*, **12**, 213-225.

Lazarus, R. S., & Folkman, S.(1984). *Stress, appraisal, sand coping*. New York : Springer.

Leigh, S. A.(1996). Defining our destiny. In : Hoffman B.(Ed.) *A Cancer Survivor's Almanac : Charting the Journey*. Minneapolis, MN : Chronimed Publishing, 261-271.

Leventhal, H., & Michael, D.(1992). Using common sense to understand treatment adherence and affect cognition interactions. *Cognitive Therapy and Research*, **16**, 143-163.

Love, C., & Sabiston, C. M.(2011). Exploring the links between physical activity and posttraumatic growth in young adult cancer survivors. *Psycho-Oncology*, **20**, 278-286.

前田貴彦・杉本陽子・宮崎つた子・堀　浩樹・駒田美弘（2004）．長期入院を必要とする血液腫瘍疾患患児にとっての院内学級の意義―院内学級に在籍した患児・保護者の調査から―　小児保健研究, **63**, 302-310.

Manne, S. L., Bakeman, R., Jacobsen, P. B., Gornkle, K., Bernstein, D., & Redd, W. H.(1992). Adult-child interaction during invasive medical procedures. *Health Psychology*, **11**, 241-249.

馬岡清人・甘利知子・中山恭司（2000）．中学生のストレス過程の分析　日本女子大学大学院紀要．家政学研究科・人間生活学研究科, **6**, 85-96.

Marino, B. L., & Lipshitz, M.(1991). Temperament in infants and toddlers with

cardiac disease. *Pediatric Nursing*, **17**, 445-448.
Maurice-stam, H., Oort, F. J., Last, B. F., & Grootenhuis, M. A.(2009). A predictive model of health-related quality of life in young adult survivors of childhood cancer. *European Journal of Cancer Care*, **18**, 339-349.
McDougall, J., & Tsonis, M.(2009). Quality of life in survivors of childhood cancer: a systematic review of the literature (2001-2008). *Support Care Cancer*, **17** (10), 1231-46.
Meeske, K. A., Ruccione, K., Globe, D. R., & Stuber, M. L.(2001). Posttraumatic stress, quality of life, and psychological distress in young adult survivors of childhood cancer. *Oncology Nursing Forum*, **28**, 481-489.
御厨修一(2004).がん治療―正しい知識を必要とするときに― 梧桐書院.
三浦正江・福田美奈子・坂野雄二(1995).中学生の学校ストレッサーとストレス反応の継時的変化 日本教育心理学会第8回大会発表論文集,555.
三浦正江・嶋田洋徳・坂野雄二(1995).中学生におけるソーシャルサポートがコーピングの実行に及ぼす影響 ストレス科学研究,**10**,13-24.
三浦正江・坂野雄二(1996).中学生における心理的ストレスの継時的変化 教育心理学研究,**44**,368-378.
三浦正江・坂野雄二・上里一郎(1997).中学生用コーピング尺度短縮版の作成の試み 日本心理学会第61回大会発表論文集,358.
三浦正江・坂野雄二・上里一郎(1998).中学生が学校ストレッサーに対して行うコーピングパターンとストレス反応の関連 ヒューマンサイエンスリサーチ,**7**,177-189.
三浦正江(2002).中学生の学校生活における心理的ストレスに関する研究 風間書房.
宮本信也・土橋圭子(2005).病弱・虚弱児の医療・療育・教育 金芳堂.
森 浩美・嶋田あすみ・岡田洋子(2008).思春期に発症したがん患者の病気体験とその思い―半構造化面接を用いて 日本小児看護学会誌,**17**,9-15.
本谷 亮・松岡紘史・坂野雄二・小林理奈・森若文雄(2009).緊張型頭痛患者の痛みに対する破局的思考と痛みに対する恐怖が日常生活への支障度に及ぼす影響 心身医学,**49**,1193-1200.
Mulrooney, D. A., Dover, D. C., Li, S., Yasui, Y., Ness, K. K., Mertens, A. C., Neglia, J. R., Sklar, C. A., Robison, L. L., & Davies, S. M.(2008). Twenty years of follow-up among survivors of childhood and young adult acute myeloid

leukemia-A report from the childhood cancer survivor study. *Cancer*, **112**, 2071-2079.

中垣紀子・堀部敬三・前田尚子・磯野哲也(2010).小児がん患児に関する復学支援の取り組み―愛知県における実態調査― 小児がん,**47**,275-280.

日本小児白血病リンパ腫研究グループ(JPLSG)長期フォローアップ委員会(2008).小児がん経験者の長期フォローアップ―集学的アプローチ― 日本医学館.

西牧謙吾(2010).教育・医療の連携に期待するもの―それは教育が変わること― 育療,**47**,2-5.

西沢義子・冨澤登志子・五十嵐世津子(2006).大学生のダイエット行動とボディ・イメージ・性役割感との関連 日本看護研究学会雑誌,**29**,57-62.

野村和弘・平出朝子・牧本 敦(2007).がん看護実践シリーズ13 小児がん メヂカルフレンド社.

Oeffinger, K. C., Mertens, A. C., Sklar, C. A., Kawashima, T., Hudson, M. M., Meadows, A. T., Friedman, D. L., Marina, N., Hobbie, W., Kadan-Lottick, N. S., Schwartz, C. L., Leisenring, W., & Robison, L. L.(2006). Chronic health conditions in adult survivors of childhood cancer. *The New England Journal of Medicine*, **355**, 1572-1582.

尾形明子(2006).長期寛解状態にある小児がん患児の学校不適応と母親の病弱傾向認知および養育態度との関連 広島大学大学院教育学研究科紀要,**55**,245-252.

岡安孝弘・嶋田洋徳・丹羽洋子・森 俊夫・矢富直美(1992).中学生の学校ストレッサーの評価とストレス反応との関連 心理学研究,**63**,310-318.

岡安孝弘・嶋田洋徳・坂野雄二(1993).中学生におけるソーシャルサポートの学校ストレス軽減効果 教育心理学研究,**41**,302-312.

大迫秀樹(1994).高校生のストレス対処行動の状況による多様性とその有効性 健康心理学研究,**7**,26-34.

太田 茂(2007).小児がんの ABC――一般の方,保護者,学生,医療者に向けたわかりやすい小児がんの話 三恵社.

大竹恵子・島井哲志・嶋田洋徳(1998).小学生のコーピング方略の実態と役割 健康心理学研究,**11**,37-47.

尾関友佳子(1993).大学生用ストレス自己評価尺度の改訂:トランスアクショナルな分析に向けて 久留米大学大学院比較文化研究科年報,**1**,95-114.

Osowiecki, D., & Compas, B.(1998). Psychological adjustment to cancer: control beliefs and coping in adults cancer patients. *Cognitive Therapy and Research*,

22, 483-499.
小澤美和（2009）．小児がん経験者の自立支援の方策の探求　厚生労働省科学研究費補助金がん臨床研究事業　働き盛りや子育て世代のがん患者やがん経験者，小児がんの患者を持つ家族の支援のあり方についての研究　平成21年度総括研究報告書, 22-34.
Ozono, S., Saeki, T., Mantani, T., Ogata, A., Okamura, H., & Yamawaki, S. (2007). Factors Related to Posttraumatic Stress in Adolescent Survivors of Childhood Cancer and their Parents. *Support Care Cancer*, **15**, 309-317.
パブリックヘルスリサーチセンター（2004）．ストレススケールガイドブック　実務教育出版．
Pang, J. W. Y., Friedman, D. L., Whitton, J. A., Stovall, M., Mertens, A. C., Robison, L. L., & Weiss, N. S.(2008). Employment Status Among Adult Survivors in the Childhood Cancer Survivor Study. *Pediaric Blood & Cancer*, **50**, 104-110.
Park, C. L., Folkman, S., & Bostrom, A.(2001). Appraisals ofcontrollability and coping in caregivers andHIV+ men : Testing the goodness-of-fit hypothesis. *Journal of Consulting and Clinical Psychology*, **69**, 481-488.
Patenaude, A. F., & Last, B.(2001). Cancer and children : Where are we coming from? Where are we going? *Psycho-Oncology*, **10**, 281-283.
Patenaude, A. F., & Kupst, M. J.(2005). Psychosocial functioning in pediatric cancer. *Journal of Pediatric Psychology*, **30**, 19-27.
Pavot, W., & Diener, E.(2008). The satisfaction with life scale and the emerging construct of life satisfaction. *The Journal of Positive Psychology*, **3**, 137-152.
Peterson, L.(1989). Coping by children undergoing stressful medical procedures : Some conceptual, methodological, and therapeutic issues. *Journal of Consulting and Clinical Psychology*, **57**, 380-387.
Phipps, S., & Steele, R.(2002). Repressive adaptive style in children with chronic illness. *Psychosomatic Medicine*, **64**, 34-42.
Phipps, S., Long, A., & Ogden, J.(2007). Benefit Finding Scale for Children : preliminary findings from a childhood cancer population. *Journal of Pediatric Psychology*, **32**, 1264-1271.
Recklitis, C., Leary, T., & Diller, J.(2003). Utility of routine psychological screening in the childhood cancer survivor clinic. *Journal of Clincal Oncology*, **21**,

787-792.
Reid, G. J., Dubow, E. F., & Carey, T. C.(1995). Developmental and situational differences in coping among children and adolescents with diabetes. *Journal of Applied Developmental Psychology*, **16**, 529-554.
Ridder, D., & Schreurs, K.(2001). Developing interventions for chronically ill patients : Is coping a helpful concept ? *Clinical Psychology Review*, **21**, 205-240.
Rodriguez, E. M., Dunn, M. J., Zuckerman, T., Vannatta, K., Gerhardt, C. A., & Compas, B. E.(2012). Cancer-related sources of stress for children with cancer and their parents. *Journal of pediatric psychology*, **37**, 185-197.
Roth, A. J., Kornblith, A. B., Batel-Copel, L., Peabody, E., Scher, H. I., & Holland, J. C.(1998). Rapid screening for psychological distress in men with prostate carcinoma : a pilot study. *Cancer*, **82**, 1904-1908.
Rozema, H., Vollink, T., & Lechner, L.(2009). The role of illness representations in coping and health of patients treated for breast cancer. *Psycho-Oncology*, **18**, 849-857.
坂田成輝 (1989). 心理的ストレスに関する一研究：コーピング尺度 (SCS) の作成の試み 早稲田大学教育学部学術研究, **38**, 61-72.
佐藤典子・金井幸代・松下竹次 (2005). 小児がんキャリーオーバー患者の進路 小児看護, **28**, 1227-1232.
佐藤陽子・山本 朗・豊森千史 (1988). インスリン依存性糖尿病児の行動特性（第2報）：自主性診断検査から見た自主性の問題点 信州大学紀要. 2, 自然・医療技術系, **14**, 109-114.
Schultz, K. A. P., Ness, K. K., Whitton, J., Recklitis, C., Zebrack, B., Robison, L. L., Zeltzer, L., & Mertens, A.(2007). Behavioral and social outcomes in adolescent survivors of childhood cancer : a report from the childhood cancer survivor study. *Journal of clinical oncology : official journal of the American Society of Clinical Oncology*, **25**, 3649-3656.
Schwartz, C. L., Hobbie, W. L., Constine, L. S., & Ruccione, K. S.(ed.).(2005). *Survivors of Childhood and Adolescent Cancer. A Multidisciplinary Approach. 2 ed*. St. Louis : Springer-Verlag.
Servitzoglou, M., Papadatou, D., Tsiantis, I., & Vasilatou-Kosmidis, H.(2008). Psychosocial functioning of young adolescent and adult survivors of childhood cancer. *Support Care Cancer*, **16**, 29-36.

Servitzoglou, M., Papadatou, D., Tsiantis, I., & Vasilatou-Kosmidis, H.(2009). Quality of life of adolescent and young adult survivors of childhood cancer. *Journal of Pediatric Nursing*, **24**, 415-422.

Sharpe, L., & Curran, L.(2006). Understanding the process of adjustment to illness. *Social Science & Medicine*, **62**, 1153-66.

嶋田洋徳（1998）．小中学生の心理的ストレスと学校不適応に関する研究　風間書房．

嶋　信宏（1991）．大学生のソーシャルサポートネットワークの測定に関する一研究　教育心理学研究，**39**，440-447.

嶋　信宏（1992）．大学生におけるソーシャルサポートの日常生活ストレスに関する効果　社会心理学研究，**7**，45-53.

嶋　信宏（1994）．高校生のソーシャルサポートネットワークの測定に関する一研究　健康心理学研究，**7**，14-25.

小児がん医療・支援のあり方に関する検討会（2012）．小児がん医療・支援の提供体制のあり方について（報告書）．

Skinner, T. C., John, M., & Hampson, S. E.(2000). Social support and personal models of diabetes as predictors of self-care and well-being: A longitudinal study of adolescents with diabetes. *Journal of Pediatric Psycology*, **25**, 257-268.

Spagnola, S., Zabora, J., BrintzenhofeSzoc, K., Hooker, C., Cohen, G., & Baker, F. (2003). The satisfaction with life domains scale for breast cancer（SLDS-BC）. *The Breast Journal*, **9**, 463-471.

Stanton, A., & Danoff-Burg, S.(2002). Emotional expression, expressive writing, and cancer In Lepore, S. J., & Smyth, J. M.(Eds.), *The writing cure : How expressive writing promote health and emotional well-being*. Washington, D.C. : American Psychological Association Pp. 31-51.

Stuber, M. L., Kazak, A. E., Meeske, K., Barakat, L., Guthrie, D., Garnier, H., Pynoos, R., & Meadows, A.(1997). Predictors of posttraumatic stress symptoms in childhood cancer survivors. *Pediatrics*, **100**, 958-964.

Stuber, M. L., Meeske, K. a, Krull, K. R., Leisenring, W., Stratton, K., Kazak, A. E., Huber, M., Zebrack, B., Yijtdchaage, S. H., Mertens, A. C., Robinson, L. L., & Zeltezer, L. K.(2010). Prevalence and predictors of posttraumatic stress disorder in adult survivors of childhood cancer. *Pediatrics*, **125**, 1124-1134.

須川聡子（2009）．先天性心疾患患者とその家族への支援に関する研究の外観と展望　東京大学大学院教育学研究科紀要，**49**，285-293.

高倉　実（2000）．思春期用日常生活ストレッサー尺度の試作．平成9年度～11年度文部科学省科学研究費補助金基盤研究（C）（2）「思春期集団における抑うつ症状と心理社会的要因の関連」研究成果報告書，55-67.

武井優子・尾形明子・小澤美和・真部淳・鈴木伸一（2010）．小児がん患者が退院後に抱える心理社会的問題の現状と課題　小児がん，**47**，84-90.

武井優子・尾形明子・平井　啓・小澤美和・真部淳・盛武浩・鈴木伸一（2012）．小児がん患者の病気のとらえ方の検討　心身医学，**52**，638-645.

武井優子・尾形明子・小澤美和・盛武　浩・平井　啓・真部　淳・鈴木伸一（2013）．小児がん経験者の病気のとらえ方の特徴と退院後の生活における困難との関連　行動療法研究，**39**，23-34.

武井優子（2010）．小児がん患者が退院後に抱える心理社会的問題の特徴と適応状態に及ぼす影響の検討　早稲田大学大学院人間科学研究科修士論文．

Tamura, T., & Lau, A.(1992). Connectedness versus separateness : applicability of family therapy to Japanese families. *Family Process*, **31**, 319-340.

田中義人（2003）．思春期と慢性疾患　小児科，**44**，1465-1468.

谷川弘治・松浦和代・駒松仁子・仁尾かおり・稲田　浩（2003）．小児慢性疾患キャリーオーバーの社会的自立に関する研究　小児がん　先天性心疾患　小児期発症1型糖尿病専門医への調査結果から　特別なニーズ教育とインテグレーション学会第9回研究大会発表要旨集録，34-35.

谷川弘治・駒松仁子・松浦和代・夏路瑞穂（2009）．病気の子どもの心理社会的支援入門　医療保育・病弱教育・医療ソーシャルワーク・心理臨床を学ぶ人に　第2版　ナカニシヤ出版．

谷川弘治（2010）．病院における教育と医療の連携の在り方　育療，**47**，11-16.

谷口明子（2004）．入院児の不安の構造と類型―病弱養護学校自動・生徒を対象として―　特殊教育学研究，**42**，283-291.

多和田奈津子（2008）．小児がん経験者の知られざる悩み事　小児看護，**31**，1532-1535.

Tennen, H., & Affleck, G.(2002). The challenge of capturing daily processes at the interface of social and clinical psychology. *Journal of Social and Clinical Psychology*, **21**, 610-627.

寺田麻子・中川いずみ・道端むつ子・小西裕香・宍戸晴香・越村啓子・三村あかね（2005）．小児がんの子どもの学校生活に対する退院時の指導の検討―子ども・保護者への面接を通して―　看護研究発表論文集録，**37**，21-24.

恒松由記子・佐々木祥子（2003）．小児がん　小児看護，**8**，59-69．
van Dijk, J., Oostrom, K. J., Imhof, S. M., Moll, A. C., Schouten-van Meeteren, A. Y., Bezemer, P. D., & Huisman, J.(2009). Behavioral functioning of retinoblastoma survivors. *Psycho-Oncology*, **18**, 87-95.
Varni, J.W., Seid, M., & Kurtin, P.S.(2001). PedsQL™ 4.0 : Reliability and validity of the Pediatric Quality of Life Inventory™ Version 4.0 Generic Core Scales in healthy and patient populations. *Medical Care*, **39**, 800-812.
Varni, J. W., Limbers, C., & Burwinkle, T. M.(2007). Literature review : health-related quality of life measurement in pediatric oncology : hearing the voices of the children. *Journal of Pediatric Psychology*, **32**, 1151-1163.
von Essen, L., Enskar, K., Kreuger, A., Larsson, B., & Sjoden, P. O.(2000). Self-esteem, depression and anxiety among Swedish children and adolescents on and off cancer treatment. *Acta Paediatrica*, **89**, 229-236.
Watson, D., Clark, L. A., & Tellegen, A.(1988). Development and validation of brief measures of positive and negative affect : The PANAS scales. *Journal of Personality and Social Psychology*, **54**, 1063-1070.
Weigers, M. E., Chesler, M. A., Zebrack, B. J., & Goldman, S. (1998). Self-reported worries among long-term survivors of childhood cancer and their peers. *Journal of Psychosocial Oncology*, **16**, 1-24.
Weisz, J. R., McCabe, M. A., & Denning, M. D.(1994). Primary and secondary control among children undergoing medical procedures : Adjustment as a function of coping style. *Journal of Consulting and Clinical Psychology*, **62**, 324-332.
Wenninger, K., Helmes, A., Bengel, J., Lauten, M., Völkel, S., & Niemeyer, C. M. (2012). Coping in long-term survivors of childhood cancer : relations to psychological distress. *Psycho-Oncology*, Published online in Willy Online Library.
Woodgate, R. L. (1998). Adolescents' perspectives of chronic illness : "It's hard". *Journal of Pediatric Nursing*, **13**, 210-223.
Wysocki, T., Greco, P., & Buckloh, L. M.(2003). Childhood diabetes in a psychological context. In M. C. Roberts（Ed）*Handbook of pediatric psychology*. New York : Guilford Press.
矢田和誉・横田　恵・高間静子（2003）．糖尿病患者の家族のソーシャルサポート測定尺度作成の試み　富山医科薬科大学看護学会誌，**1**，97-103．

山田紀子・武智麻里・小田　慈 (2007). 慢性疾患を持つ児童・生徒の学校生活における医療と教育の連携　小児保健研究, **66**, 537-544.

Yamaguchi, T., Morita, T., Sakuma, Y., Kato, A., Kunimoto, Y., & Shima, Y. (2012). Longitudinal study using the distress and impact thermometer in an outpatient chemotherapy setting. *Journal of Pain and Symptom Management*, **43**, 236-243.

山本正生 (1993). 小児がん患者の晩期障害　日常診療と血液, **3** (10), 39-47.

米川薫・谷川弘治・文屋典子 (1997). 小児がん寛解・治療後の学校復帰について―保護者から見た本人の不安を中心に　日本教育心理学会総会発表論文集, **39**, 558.

Yoshida, S., Otani, H., Hirai, K., Ogata, A., Mera, A., Okada, S., & Oshima, A. (2010). A qualitative study of decision-making by breast cancer patients about telling their children about their illness. *Support Care Cancer*, **18**, 439-447.

Zebrack, B. J., Mills, J., & Weitzman, T. S.(2007). Health and supportive care needs of young adult cancer patients and survivors. *Journal of Cancer Survivorship*, **1**, 137-145.

Zebrack, B. J., Donohue, J. E., Gurney, J. G., Chesler, M. A., Bhatia, S., & Landier, W.(2010). Psychometric evaluation of the Impact of Cancer (IOC-CS) scale for young adult survivors of childhood cancer. *Quality of life research : an international journal of quality of life aspects of treatment, care and rehabilitation*, **19**, 207-218.

Zeltzer, L. K., Recklitis, C., Buchbinder, D., Zebrack, B., Casillas, J., Tsao, J. C., Lu, Q., & Krull, K.(2009). Psychological status in childhood cancer survivors : a report from the Child- hood Cncer Survivor Study. *Journal of Clinical Oncology*, **27**, 2396-2404.

Zeltzer, L. K., Lu, Q., Leisenring, W., Tsao, J. C. I., Recklitis, C., Armstrong, G., Mertens, A. C., Robison, L. L., & Ness, K. K.(2008). Psychosocial outcomes and health-related quality of life in adult childhood cancer survivors : a report from the childhood cancer survivor study. *Cancer epidemiology, biomarkers & prevention : a publication of the American Association for Cancer Research, cosponsored by the American Society of Preventive Oncology*, **17**, 435-46.

あとがき

　本書は，2013年，早稲田大学大学院人間科学研究科に提出した博士学位申請論文を改訂したものです。本論文をまとめるにあたり，多くの方々のご指導とご尽力を賜りました。

　早稲田大学人間科学学術院教授鈴木伸一先生には，5年間にわたり，筆者を一人前の臨床家，研究者に育てるべく，熱心にご指導いただきました。迷走しやすい筆者に，常に良き指針を示してくださったこと，筆者の意志を尊重し，多くの貴重な機会を与えてくださったこと，数えきれないほどの叱咤激励を頂いたこと，心より感謝申し上げます。

　聖路加国際病院の真部淳先生，小澤美和先生には，小児がんの臨床研究に携わるきっかけを与えていただき，また，研究の構想段階から実施に至るまで，多大なるお力添えをいただきました。早稲田大学人間科学学術院教授熊野宏昭先生，嶋田洋徳先生はじめ諸先生方，大学院生の皆様にも，多くの助言とご協力をいただきました。時には議論を闘わせ，時には一緒に研究を行い，多くの刺激と示唆を得ることができました。宮崎大学医学部生殖発達医学講座准教授盛武浩先生はじめ附属病院の皆様には，働きながら大学院に通い，論文をまとめることを，心から応援し，励ましていただきました。また，いつも筆者の心身を気遣い，温かく見守り続けてくれた大切な家族，友人たちに，心から感謝申し上げます。

　そしてなにより，本研究にご協力いただいたサバイバーの皆様に感謝申し上げます。皆様が語ってくださった言葉の一つ一つを心に留めながら，全国どこに行っても，充実した医療・心理社会的支援を受けられるような環境を作るべく，精一杯励んでいく所存です。本当にありがとうございました。

　最後になりましたが，本書の刊行は，独立行政法人日本学術振興会平成26

年度科学研究費助成事業（科学研究費補助金）（研究成果公開促進費）の交付を受け実現いたしました。出版にあたり多大なるご尽力を頂いた風間書房の風間敬子氏，下島結氏，ならびに編集部の方々に感謝申し上げます。

　　平成26年11月

武井　優子

著者略歴

武井 優子（たけい　ゆうこ）

栃木県生まれ。早稲田大学人間科学部卒業後，同大学大学院人間科学研究科修士課程，博士後期課程修了。2013年3月に博士（人間科学）取得。2012年より宮崎大学医学部附属病院にて臨床心理士として勤務し，現在に至る。

小児がん患者の心理社会的問題と適応に及ぼす影響

2015年1月31日　初版第1刷発行

著　者　　武　井　優　子

発行者　　風　間　敬　子

発行所　　株式会社　風　間　書　房
〒101-0051　東京都千代田区神田神保町1-34
電話 03(3291)5729　FAX 03(3291)5757
振替 00110-5-1853

印刷・製本　中央精版印刷

©2015　Yuko Takei　　　　　　　　　　NDC分類：146
ISBN978-4-7599-2061-1　Printed in Japan

JCOPY 〈(社)出版者著作権管理機構 委託出版物〉
本書の無断複写は，著作権法上での例外を除き禁じられています。複写される場合はそのつど事前に(社)出版者著作権管理機構（電話03-3513-6969，FAX 03-3513-6979，e-mail: info@jcopy.or.jp）の許諾を得て下さい。